# カラダマネジメント術！

本田直之

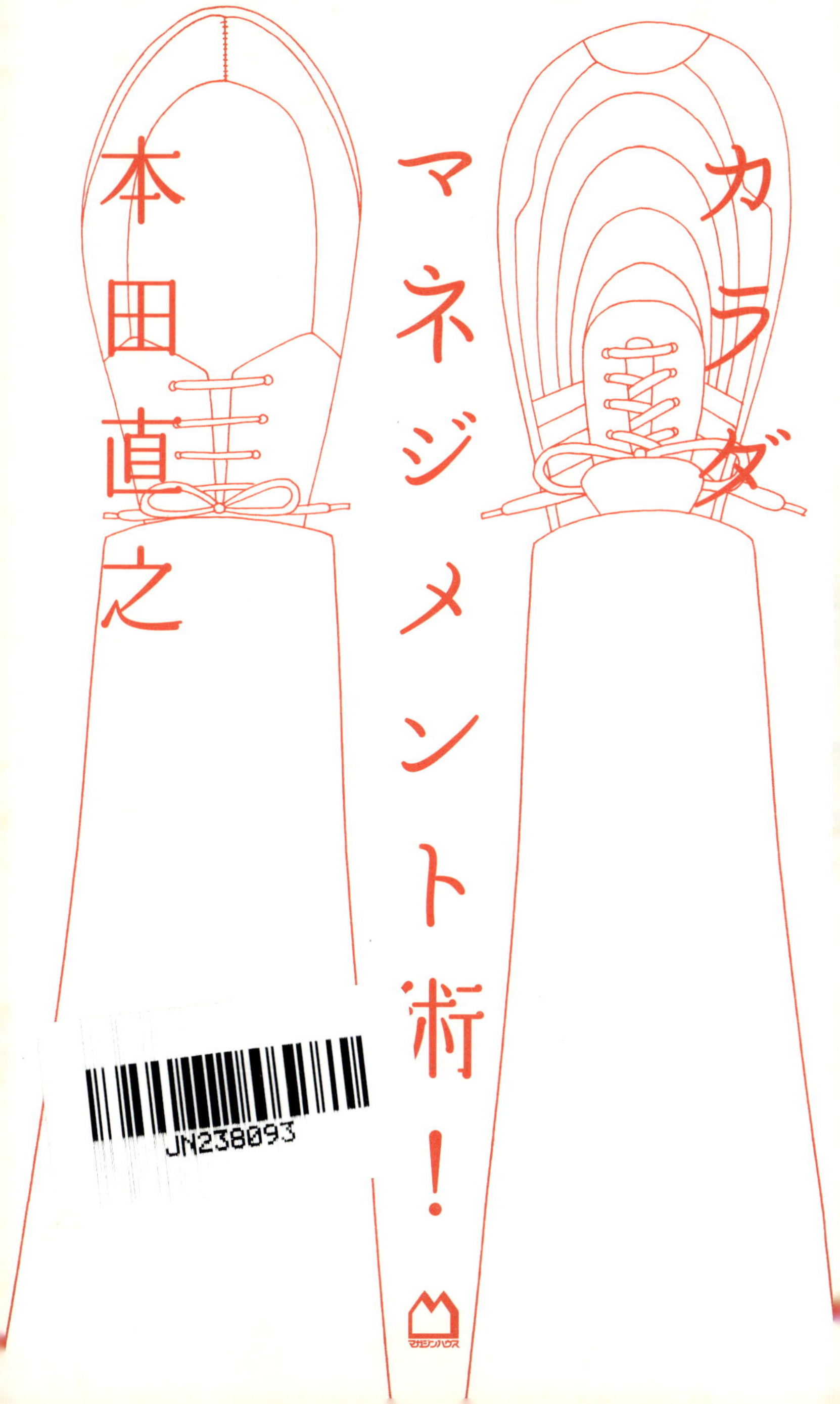



マガジンハウス

# はじめに

**若い頃の体型が保てなくなってきた。**
**トレーニングをする時間がない。**
**運動が習慣化できない。**

そんな声をよく耳にしますが、そのすべては「カラダマネジメント」で解決できます。なぜ断言できるかというと、わたし自身が、その経験者だからです。

わたしは基本的に怠け者で、面倒くさがりやなので、放っておくと何もしないで本当にダラッとしてしまいます。その結果、２００８年初頭に、体重73kg、体脂肪率21％という過去最悪の激太りをしました。

ハワイにいるときは毎日のようにサーフィンをしていますし、自分なりに運動はしていたつもりでした。しかし、ウェイトトレーニングに偏《かたよ》りすぎて、カラダを絞るためのランニングなどの有酸素運動は、あまりやっていませんでした。

そこで2008年の終わりから、この先10年のための投資だと思い、トレーニングのやり方を根本から見直してカラダマネジメントを始めました。怠け者で、面倒くさがりやな自分がわかっているからこそ、トレーニングを習慣化するための工夫や仕掛けをたくさん作りました。

カラダマネジメント＝トレーニングではありません。単にトレーニングでカラダをムキムキに鍛えても、中身のケアを忘れて病気や体調不良になっては何にもならない。カラダマネジメントとは、生活習慣を含めたトータルの自分マネジメントなのです。

昨年、わたしは肺塞栓《そくせん》という病気になり、ハワイの病院で生まれてはじめての入院を体験しました。そのとき、トレーニング以上に病気に対する予防も含めたカラダマネジメントの重要性に改めて気がつきました。6日間の入院の間、じっくり考える時間があり、カラダマネジメントの方法論について思いを巡らせました。そのときに考えたことが、本書のベースになっています。

あなたは最近いつカラダを動かしましたか？

「平成20年 国民健康・栄養調査」によると、30代で運動習慣がある人は20％もいません。平成21（2009）年に内閣府が発表した「体力・スポーツに関する世論調査」でも、「運動不足を感じる」と答えた人は73・9％で過去最高を記録しています。

しかしビジネスパーソンは、カラダのケアを最優先で考えるべきです。

ビジネスパーソンにとって重要なスキルは、語学、ＩＴ、お金の知識ですが、その前提となるのは健康なカラダ。そのために必要なのが、カラダマネジメントです。

カラダマネジメントが必要になってきた背景には、時代的な変化もあります。1990年代までは日常生活でカラダはよく動かしていたし、食生活もシンプルだったので、いまほどフィジカルにもメンタルにもストレスがかかる環境ではなかったと思います。しかし21世紀以降、ネットや交通機関が高度に発達して便利になり、ジャンクフードを口にする機会も増えたので、積極的にカラダマネジメントをしないと健康は保てなくなりました。

世界的に厳しい経済情勢が続く中で、ビジネスを巡る環境も一変しています。正社員でも、勤めている会社が明日どうなるのか、まったくわからない状況です。こういう不確実な時代をサバイブしていくにはいろいろな技術が必要ですが、その筆頭に挙げたいのが、カラダマネジメントです。

## 運動習慣のある者の割合

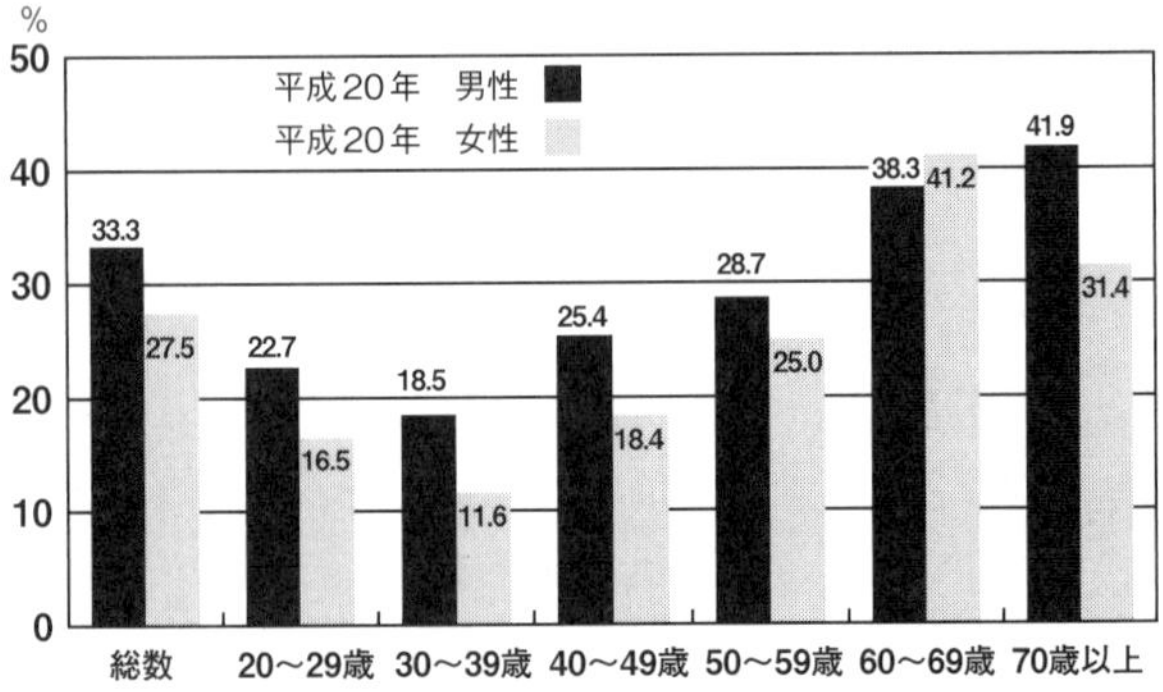


＊運動習慣のある者：1回30分以上の運動を週2回以上実施し、1年以上継続している者

厚生労働省「平成20年　国民健康・栄養調査」より

## 運動不足を感じるか（時系列）

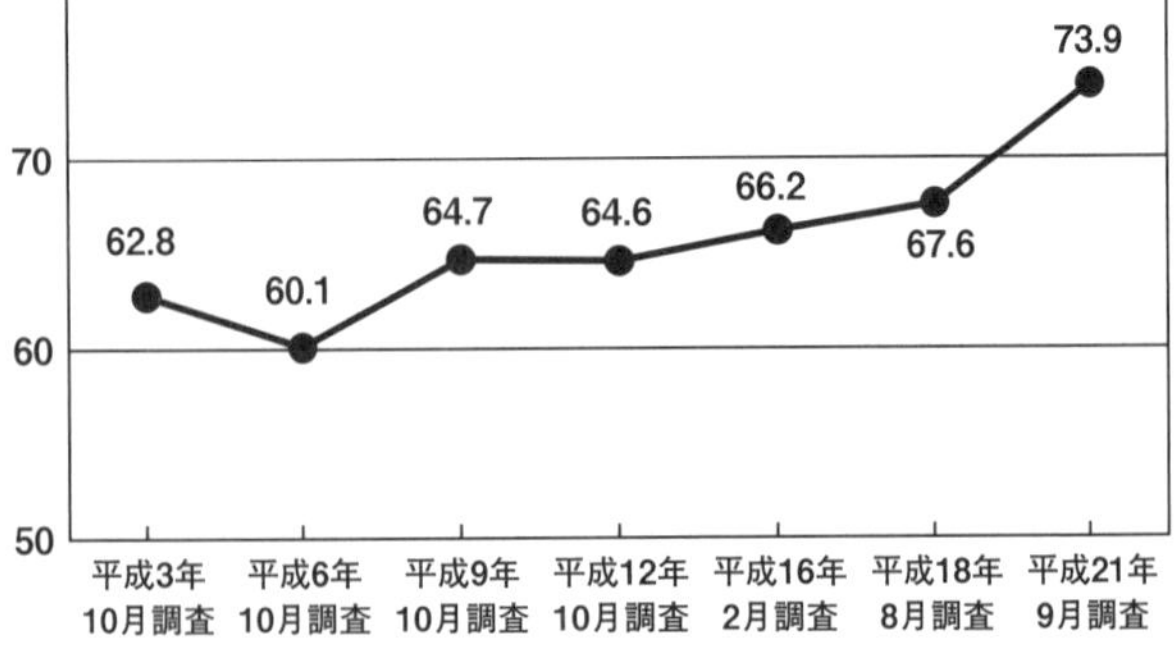


内閣府「体力・スポーツに関する世論調査（平成21年9月調査）」より

カラダマネジメントはカラダだけではなく、仕事や人生を変えるきっかけとなります。**カラダマネジメントでカラダを再生すると、生活と人生が良いスパイラルに入ります。タイムマネジメントが上手になり、時間に余裕が出てきますし、メンタルが強くなってストレスから解放されます。その結果、人生を楽しむ土台となる健康が手に入り、将来にわたって生活の質を高く維持することにつながります。**

わたし自身も、カラダマネジメントを始めて、2008年の終わりには20代の体型に戻りました。同時に仕事も絶好調に。例年5冊ペースで出していたビジネス書も、監訳本を含めて13冊を刊行。ビジネス環境が悪化する中で、新たに上場企業のアドバイザーに就任したり、出資を通じて会社の経営に関わりました。さらに、2009年11月に出場した「ロタ・ブルー・トライアスロン」では、総合8位の成績を収めることができました。

カラダマネジメントをしっかりやったことで、仕事もプライベートも活性化したのです。カラダと仕事がリンクしていることを、わたしは改めて強く感じました。

カラダマネジメントがとくに必要なのは30代からです。

学生時代はみんな結構運動していますが、社会人になると急にやらなくなる人が増えます。わたしは、勉強と同じように、カラダマネジメントは学生時代よりも社会人になってからのほうが必要な自己投資だと思っています。

何事も20代までは若さで何とか乗り切れますが、30代以降はそうはいきません。とくにカラダの衰えには加齢の影響が大きく、下半身の筋肉は20歳を100とすると、60歳では半分になってしまいます。平衡感覚は同じく30％以下に低下するそうです。足腰が弱ると、運動も外出も億劫《おっくう》になり、動かないから余計に足腰が弱るという悪循環に陥ります。

運動しないと、30代から目に見えない「カラダ負債」がどんどん溜まります。人は急に体型が乱れたり、体調が悪くなったりするわけではなく、この負債の積み重ねがそれらを引き起こすのです。

しかし、**カラダマネジメントを習慣にすると、負債ではなく、利息が積み立てられます**。勉強も運動も、社会人は学生時代のようにがむしゃらにやってもダメ。限られた体力と時間を有効活用するような、効率的な方法でトレーニングする知恵と工夫が必要です。

この本では、わたしが実体験から導き出した大人のためのカラダマネジメントの知恵と工夫をまとめました。ひとりでも多くの人にカラダマネジメントの重要性に気づいてもらい、本書が生活を変えるきっかけになれば幸いです。

ハワイにて　レバレッジコンサルティング株式会社代表取締役兼CEO　本田直之

Method-01

# カラダマネジメントで仕事力をアップする

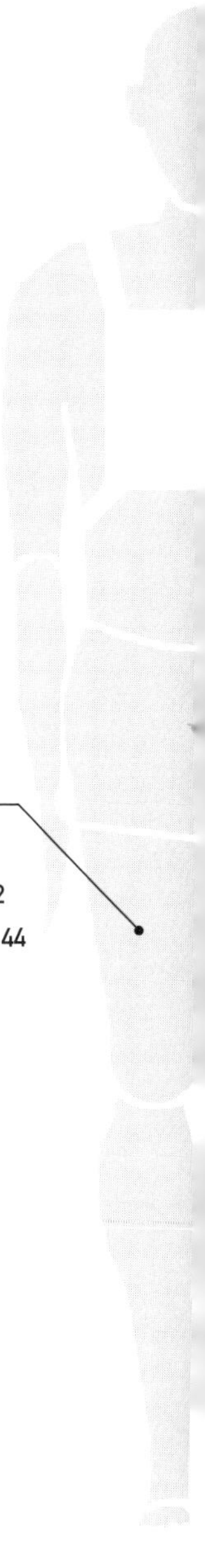

Method-02
# カラダ負債を貯めない技術

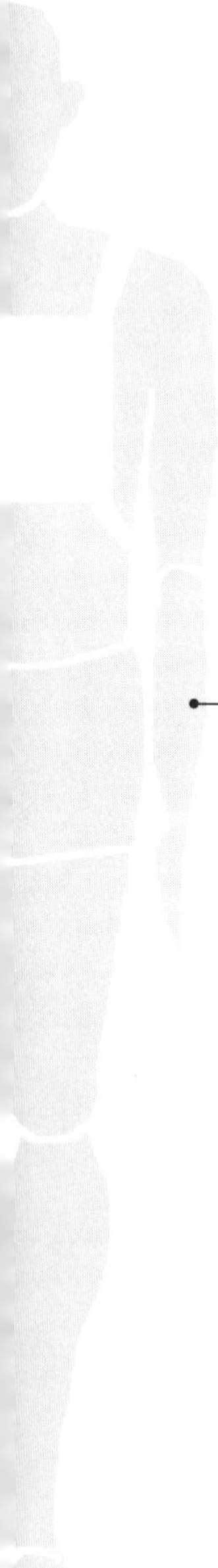

Method-03

# カラダ マネジメントを 習慣化する

Method-04

# 大人の効率的トレーニング術



Appendix——付録

# カラダマネジメントおすすめ情報

When you gain control of your BODY,
you will gain control of your LIFE.

己の身体を制する者は
己の人生をも制する！

ビル・フィリップ『BODY FOR LIFE』より

# Method-01

## カラダマネジメントで仕事力をアップする

カラダマネジメント術は、
学校も会社も教えてくれない。
しかしカラダマネジメント術こそが、
ビジネスパーソンの悩みを解決し、
仕事力を高めるスキルや習慣づけの
もっとも効率的なトレーニングになる。

1

# なかなか
# 早起きができない……

ビジネスパーソンにとって大事な習慣のひとつに、早起きがあります。なぜなら、朝こそは、自分がやりたいことを主体的にやれる貴重な時間だからです。

まだ誰も出社していないうちにオフィスに行けば、突然のミーティングやメール、電話などに煩わされずに済み、やるべきことに全神経を集中できます。〝ヒト〟は昼行性の動物で、朝日が昇ったら活動的になるようにプログラムされているのです。

遅寝・遅起きで始業時間ぎりぎりにオフィスに駆け込むと、一日を主体的にタイムマネジメントするのは、ほぼ無理です。得意先、上司、同僚など、周りの人たちとペースを合わせなくてはならず、自由に使える時間はかなり限られます。

「早起きがいいよ」と周囲にすすめても、はじめは「眠くて早く起きられない」という反応が返ってきます。一方で、ゴルフなどのイベントがあるときは、ちゃんと早起きができます。

わたしたちのトライアスロンチームでも、トレーニングは始業前、早朝に行われます。わたしはもともと早起きですが、夜型で遅寝・遅起きが長年の習慣だったメンバーでも、トレーニングにハマると、生活のリズムが変わって早寝・早起きになります。朝トレーニングという予定が入っていると、深酒を控えたり、残業も早めに切り上げたりするようになり、遅寝から早寝にスイッチするからです。

人は誰でも弱い部分を持っています。パソコンを開いてメールチェックを始めたりすると、「メールに返信してからトレーニングしよう」と思ってしまいます。すると結局ぐずぐずして、運動が億劫になります。起きたら何も考えずにカラダを動かしましょう。一度早起きが習慣化すると、それが自分にとって心地好いリズムになるので、週末もだらだら眠って時間をロスすることもなくなります。

**翌朝、明確な予定が何もないから、前日の夜に遅くまで酒を飲んだり、能率の悪いやり方で残業をしたりするのです。朝トレーニングという予定さえ入れれば、そんな生活が一変します。**

それでも早起きが辛いという人は、もしかしたら背景に健康上の問題が隠れているかもしれません。一度病院でメディカルチェックを受けることをおすすめします。

## タイムマネジメントができない……

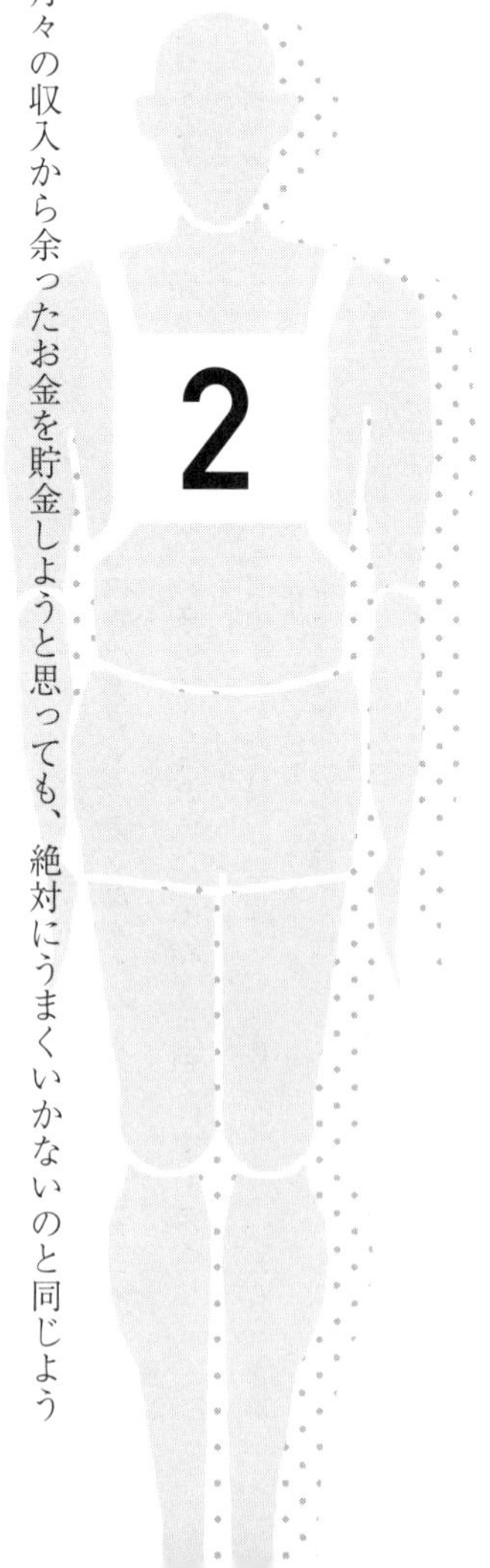


月々の収入から余ったお金を貯金しようと思っても、絶対にうまくいかないのと同じように、トレーニングもスキルアップのための勉強も、余った時間にやろうと思っていては永遠に取りかかれません。

現代のビジネスパーソンは忙しい。平日は時間が足りないくらいですし、休日は平日の疲れをリセットするのが精一杯です。「いま抱えている案件が落ち着いたらやろう」と決めても、すぐに次の仕事が入ってくるので、永遠に落ち着くことはありません。スポーツ選手と違って、シーズンオフが取れるわけではないのです。

そんな多忙の中でカラダマネジメントを習慣化するのに有効なのは、天引きでトレーニングする時間を決めて、先にスケジュール帳に書き込んでしまうことです。

たとえば、「毎週水曜日の夜はインストラクターについて水泳の練習をする」と決めます。

すると、練習に間に合うように、それまでに頑張って仕事を終わらせようと努力をします。制限を設けると、人はその中で工夫をしてやり繰りするクセがつきます。こうして仕事を効率化する努力をつねに続けていると、業務の処理スピードが徐々にスピードアップしていきます。

わたしは会社員時代、社会人向けのマスターズのスイムのチームに入り、週3回練習に通っていました。スタートが夜8時だったので、移動や着替えの時間も入れるとオフィスを7時15分前後には出ないといけません。入社1、2年目の頃は、自分ひとりだけ仕事を早めに切り上げにくい状況も結構ありましたが、練習日には7時までに何とか終わらせようと努力をしました。何回か行けなかったこともありましたが、そういうクセをつけたことで、わたしは時間の使い方がうまくなったのだと思います。

「平日は忙しくてトレーニングをする余裕はない」という声をよく耳にします。しかし「できない」と最初から諦めたら、たぶんこの先一生トレーニングはできないと思います。きっかけがないと仕事を効率化するクセがつかないので、いつまでも残業ばかりで時間に追われる生活を続けてしまうかもしれません。**カラダマネジメントは時間の使い方のトレーニングにもなります。だから時間の使い方がうまくなり、仕事も人生も正のスパイラルに入るのです。**

# メンタルが弱い……

経済状況が一層厳しくなる中、サバイバル時代を生き抜くビジネスパーソンには、ストレスに負けないメンタルタフネスが求められます。メンタルが弱いと、ストレスに押しつぶされてしまい、これからの時代を上手にサバイブできない危険もあります。

仕事でメンタルを鍛えるのはなかなか難しいのですが、カラダマネジメントなら、メンタルが鍛えられやすいのです。

カラダには周囲の環境に合わせて変化する「適応反応」力が備わっています。トレーニングは基本的に、この適応反応を利用したもの。カラダが心地好いと思えるレベルよりも少しだけ強い負荷をかけて、カラダの適応を促すのです。これを繰り返すと、カラダはより高い負荷に適応して強く成長します。

たとえば、ランニングをしていても、「ちょっときついけど、もう少しペースを上げて走っ

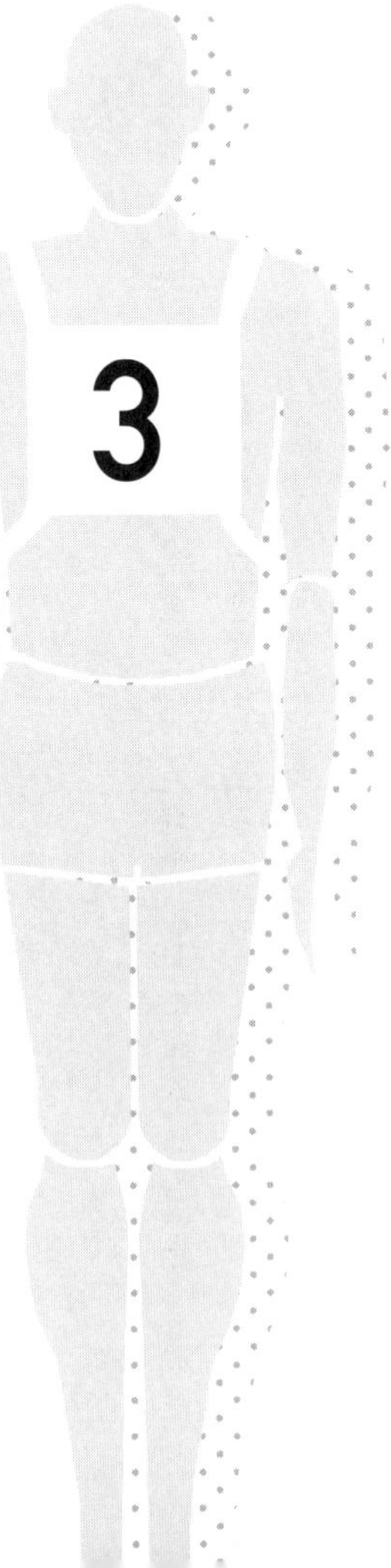

てみよう」と頑張ると、タイムが右肩上がりに速くなります。ウェイトトレーニングも、「辛い」と思ってからが本当のトレーニング。「これ以上は持ち上げられないな」と一瞬思っても、あと1回、2回と最後の力を振り絞ってやると、筋肉は肥大していくのです。

そして、カラダがより高い負荷に耐えて限界を超える努力を繰り返すプロセスで、メンタルも一緒に強くなっていきます。

また、トレーニングの成果はタイムなどにはっきりと表れるので、「やればできるんだ」という精神的な自信がついてメンタルが強靭《きょうじん》になります。

こうした自信が積み重なると、仕事でも「これ以上はできないと思ったけど、もう少しだけ頑張ってみよう」と踏ん張れるようになります。

わたしは、どんなに忙しくなっても、仕事で追い込まれてストレスに負けそうになることはありません。昔からトレーニングをしていたおかげで、多少のことは苦にならない精神構造になってきているのです。

**カラダマネジメントで培ったメンタルタフネスは、サバイバル時代のビジネス環境を生き抜く頼れる武器になる**のです。

# すぐに いっぱいいっぱいになる……

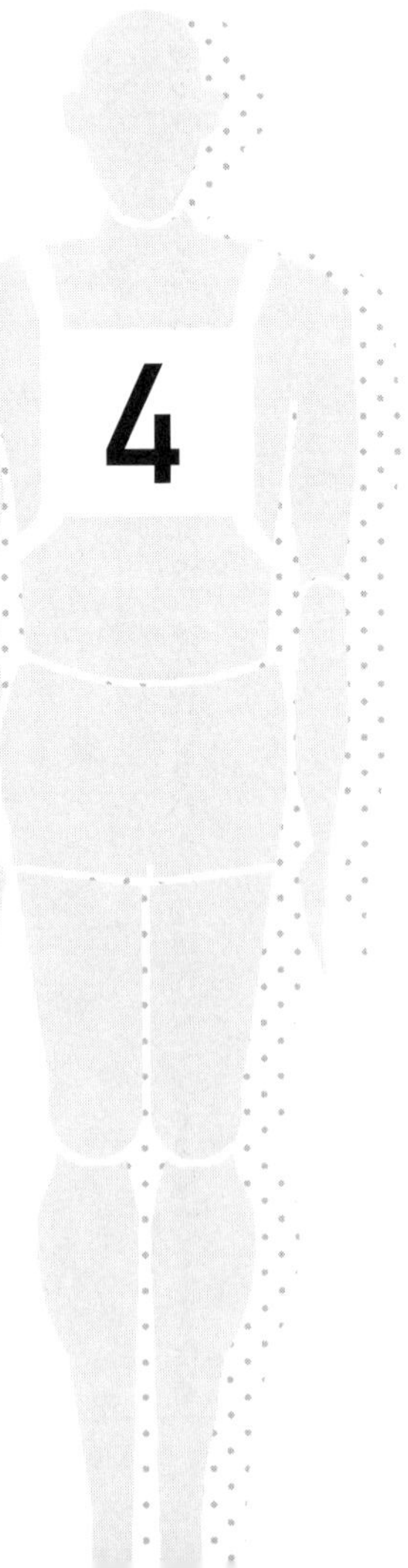


クルマの速度を知らせるスピードメーターのように、仕事の限界値を測るメーターがあるわけではありません。

若い人と仕事をしていると、「忙しくて、これ以上できません」とか、「いっぱいいっぱいです」というぼやきをよく聞きます。でも「これ以上できない」、「いっぱいいっぱい」といった限界値は自分自身で決めてしまったもの。メーターがないから、自分たちで勝手に限界を作っているのです。

会社や組織にこういうタイプの人が多いと、困ったことになります。周囲がいつも「手がいっぱい」と言い合っていると、みんながそのマイナスイメージを刷り込まれてしまい、会社や組織全体の限界値が丸ごと低くなるのです。

わたしもエラそうなことは言えません。ちょっと前まで走るのが苦手で、ランニングに関しては限界値が極端に低く、少しでも苦しいと思うとすぐにペースを落としていました。

ところが、あるときハイレベルなエリートランナーたちの話を聞いたことがきっかけで、自分の限界値を疑ってみることにしました。そのとき「フルマラソンは辛いのに、みなさん結構平気な顔をして余裕で走っていますよね」と訊《たず》ねたら、みんな口をそろえて「とんでもない！」と答えたのです。

「ぼくは心臓が口から飛び出そうなくらい苦しいです」

「スタートした瞬間から最後まで、ずっと苦しくて我慢できないくらいです」

その話を聞いてよく考えてみると、わたしは走っていて心臓が口から出そうなほどには苦しくないと気づきました。

「エリートランナーでも苦しいんだ」と、ある意味ホッとすると同時に、それまで限界値を自ら低く設定していた事実を思い知らされたのです。

それからランニングの限界値を上げて、「苦しい」と思っても「まだまだ」と無視してペースを上げてみることにしました。するともっと速く走れることがわかり、トライアスロンの好成績にも結びつきました。トレーニングの中身を変えたわけでもなく、ただ心理的な限界値を調整しただけでタイムが劇的に良くなったのです。

限界値には、掛け値なしの肉体的・物理的な限界のほかに、自分で決めている心理的な限界があります。

肉体的な限界を超えるとカラダが壊れてしまうので、そうならないように肉体的限界の遥か手前に心理的な限界が設定されています。ところが、トレーニングを続けると、心理的限界が肉体的限界に近づいて、自分の潜在能力を１００％に近いところまで出せるようになります。

仕事の場合、タイムや順位で成長ぶりが明確にわかるスポーツと比べると、どこがその人の限界値なのかはわかりにくいものです。はたから見て「いや、君はまだ頑張れるよ」という指摘もしにくいのです。

他人からのアドバイスが得られないので、本人も「自分はもっと頑張れるはずだ」と気づくのが遅くなってしまいます。しかし、あの人はできると周囲から一目置かれているエリートでも、仕事を楽々こなしているわけではないのです。エリートランナーたちが、口から心臓が飛び出そうなくらいの苦しみを乗り越えているように、ビジネスエリートも決して楽に仕事をこなしているわけではありません。

## トレーニングを続けると、心理的限界が肉体的限界に近づく

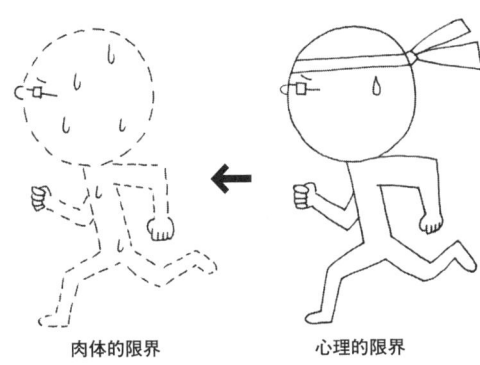

それに比べると、自分はまだまだ頑張れるはずだと頭を切り替えられたら、仕事に対する限界値を上げてチャレンジしようという気持ちになるのだと思います。

仕事は、スポーツのようにすぐに結果が出るわけではありません。今日、考え方を切り替えたからといって、明日から仕事の効率が急激に変わり、営業成績が急上昇するわけではないでしょう。

しかし多少のタイムラグはあるにしても、**自分で限界値を決めないクセをつけると、こなせる仕事の範囲がうんと広がります。その相乗効果で組織も会社ももっと伸びることができるのです。**

# すぐに諦めてしまう……

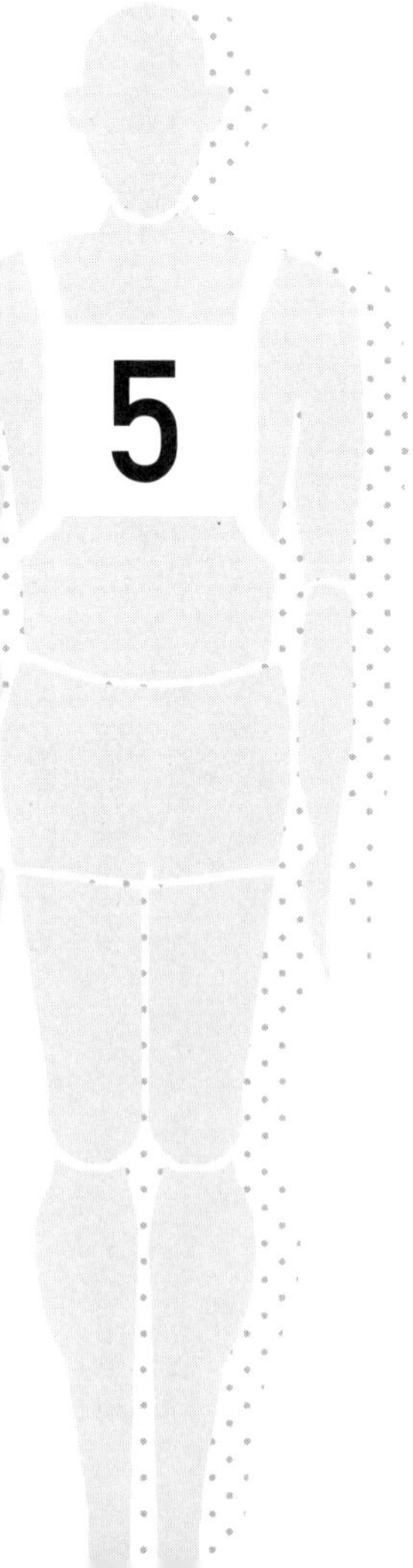


ビジネスもトレーニングも、他人との勝負である以前に、まずは自分自身との勝負です。限界値を引き上げ、新しいレベルでチャレンジし続けることが、ビジネスでもトレーニングでも成長につながるのです。

けれど、30代、40代の中堅になってくると、仕事で自分の限界に挑もうという気力はなくなってきます。わざわざ自らの限界に挑むようなチャレンジをしなくても組織内である程度の地位は保証されますし、日常のルーティンにとくに支障が出るわけでもないでしょう。こうしてビジネスパーソンとしての進歩が止まってしまいます。

楽に流れず自分に勝つために重要なのは、苦手意識や嫌悪感を持たないこと。どうしてもやらなければならないものなら、好きで楽しいと思ったほうが有利です。

わたしは、ランニングにずっと苦手意識がありました。そこで行ったのは、「意識」を変えること。「オレ、走るのが本当は好きなんだ」と自分を騙《だま》してみたのです。好きだと思うと、前向きにいろいろなことを試してみたくなります。わたしの場合、《ニュートン》という新しいシューズで走ってみたら、それがとても自分に合っていてタイムも順調に伸びてきました。チームのメンバーにも「最近速くなったね」と声をかけられたりして、だんだん自信がついてきました。自信が深まると苦手意識がなくなり、走ることが本当に好きになりました。

限界値とは、他者との比較。競争によって「自分はまだまだ」と気づく部分です。それに対して「自分に勝つ」というのは、他人との比較ではありません。辛い、嫌いという意識を変えてそれを乗り越える、つまり自分との勝負なのです。

仕事だと「あいつばかり営業成績がいいのは、上司が依怙贔屓《えこひいき》するからだ」という責任転嫁や言い訳も成り立ちますが、ランニングのタイムは、すべて自らの責任です。責任を自分で全部引き受けるトレーニングという世界の中で、苦手意識を克服して小さな成功体験を積み重ねていく。この訓練で「自分はこういうふうにやればうまくいくんだ」という自信をつけると、それは仕事にも良い影響を及ぼします。**「嫌い→好き」と意識改革して果敢に自分にチャレンジすることで、30代、40代になっても仕事力をアップさせることができる**ようになります。

# いいアイデアが浮かばない……

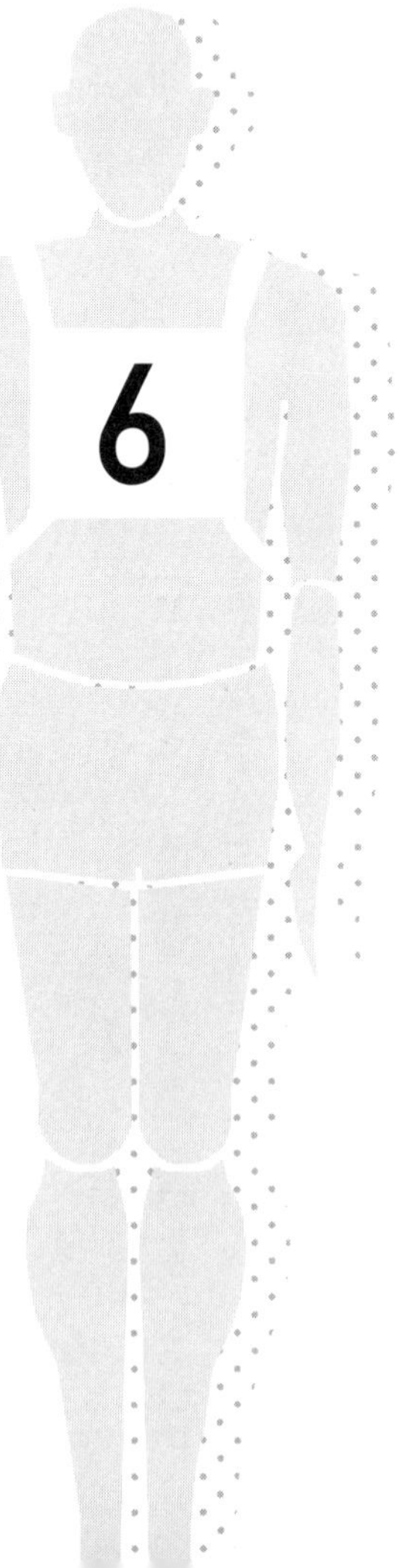


昨年わたしは13冊の本を出し、新しい分野のビジネスも多く手がけました。「よくそれだけ新しいネタが出てくるね」と周囲から感心されますが、アイデアの源泉は東京とハワイを行き来するデュアルライフにあります。脳の中のホワイトボードがいっぱいになり、書き込む余白がなくなると、新しいアイデアが生まれにくくなります。ところが、環境も文化もまるで違うふたつの都市を行き来していると、そのたびにホワイトボードをキレイに消したように思考がリセットされて、アイデアが浮かびやすくなるのです。

カラダマネジメントにも、デュアルライフと同じようなリセット効果があります。

デスクのパソコンの前に坐り、じっと考え続けても良いアイデアは出てきません。環境も視点も変わらないので、頭が固くなって行き詰まってきます。

わたしの場合、カラダを動かしているときに次々とアイデアが浮かんできます。ことに書籍のアイデアは、走ったり、サーフィンをしているときに浮かんだものをメモしたものがもとになっています。脳科学者によると、最大心拍数の60〜70％の運動（中強度のランニングレベル）を30分ほど続けると、認知の柔軟性＝アイデアが浮かびやすくなるそうです（『脳を鍛えるには運動しかない！』NHK出版）。**ランニングや水泳のような有酸素運動のメリットは、長距離練習のときに頭を使う時間的な余裕がたっぷりある**こと。とくに水泳は、音楽も聴けないので、考え事をする以外やることがないのです。アイデアを出すという観点からすると、音楽も何も聴かないほうが思考に没頭できていいのかもしれませんが……。

仲間とランニングやサーフィンをしながら、ミーティングをすることもあります。サーフィンは波待ちの時間が長いので、ミーティングには最適。お互いにいつもの会議室と違う環境が新鮮なのか、頭が冴えてクリエイティブな意見交換ができます。

長期的にも、トレーニングはアイデアが浮かびやすい環境作りをサポートします。

運動を続けると、筋肉で脳細胞の成長を促す物質ができて、それが血流に乗って脳まで運ばれます。さらに脳内では、神経細胞の成長を促す物質が分泌されます。こうした成長因子の作用で、脳の機能が活性化されることもわかっています。

# 日々の生活に流されてしまう……

現代のビジネスパーソンは、毎日やるべき業務が多く、自分の予定を自分でコントロールできなくなっています。会社や組織は人件費を削ってスリム化する傾向にありますから、一人ひとりがこなすべき仕事は増えています。ルーティンをこなすだけで毎日が終わり、主体的に物事を考えるゆとりがなく、日々の生活に流されるだけで終わってしまいます。

社会が急速に変化し続けている時代ですから、次々と押し寄せる情報をさまざまな視点から考える必要があると思います。けれど、つねにルーティンに押し流される感覚に慣れると、他人任せで何も考えないことが心地好くなってしまいます。

そんな日々を変えるきっかけとして、**トレーニングの習慣をスケジュールに組み込むと、時間とスケジュールを自分でマネジメントするクセがつくので、流されない充実した日々が送れるようになります。**

なかには、あなたがトレーニングのために早く職場を出ることを快く思わない同僚や上司もいるでしょう。「あいつ、火曜と木曜はいつも残業しないで早く帰る、けしからん」という声が聞こえてくるかもしれません。でも、それは覚悟のうえ。そのためには、日頃から仕事で成果が出るように努力しなくてはなりません。

わたしが講演などでこういう話をすると、「本田さんは自分で会社をやっているから、時間をコントロールできるけど、普通の会社員は上司にあれこれ言われるのでできない」という人もいます。しかし「できない」と諦めてしまったら、そこでおしまいです。すぐには無理でも、週1回くらいから少しずつ始めてみる。一気にやらなくてもいいので、流される日々を変えるという意識を持つことが大事なのです。

わたしは、社会人1年目の頃から、周囲に流されないように時間をコントロールすることを意識していました。最初から完璧にマネジメントできるわけではありませんが、長年続けているとマネジメントが徐々に上手になり、少しずつコントロールできる範囲が増えてきます。

新卒でも中堅でも、会社員でも自営業でも関係なくて、自分を変える決意さえすれば、どんな人でも流されない日々を送ることは可能なのです。

# セルフマネジメントが苦手だ……

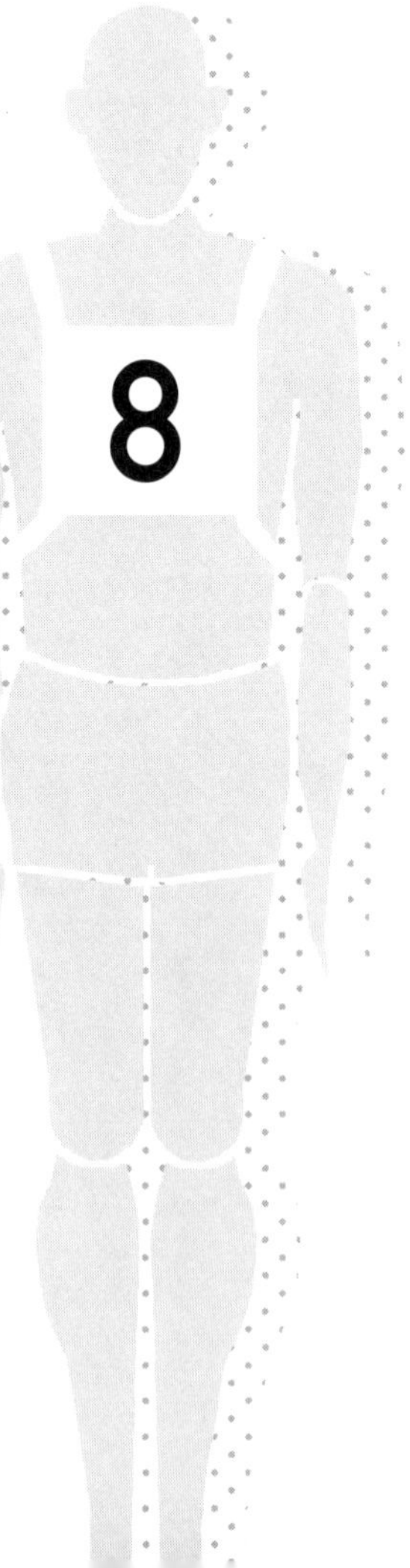


プロのアスリートには、コーチがいます。コーチが、その人の実力を最大限に引き出し、大きく育てるためにトレーニングや生活をマネジメントしてくれるから、選手はいまやるべきことに没頭できます。

でも会社の上司は、あなたのコーチではありません。

上司の言うままに行動したり、周囲に合わせて流されたりすることが、あなたのプラスになるとは限りません。ひょっとしたら、会社にとって都合のいい人間になるだけで、自分が望んでいる方向には進まない可能性もあります。だから、自分のことは自分でマネジメントするしかないのです。

わたしはセルフマネジメントがすごく苦手で、得意ではありません。

意外に思われるかもしれませんが、苦手だからこそ「どうやればセルフマネジメントがうまくなるのか」の工夫をしてきました。

何も手を打たないと、だらだらと流される怠け者タイプゆえに、自分の生活と人生をマネジメントする方法についてずっと考え続けてきたのです。

怠け者のわたしが、カラダマネジメントによるセルフマネジメントを始めたのは、流される怠惰な生活が将来大きなマイナスになるとわかったからです。

わたしは、何事にも制約を受けることが嫌いです。しかし、周囲に流されていると、いずれは時間の制約、仕事の制約、人間関係の制約、場所の制約、お金の制約、あるいは服装の制約を受けるようになります。それを避けるにはセルフマネジメント力をつけるしかありません。

もともとセルフマネジメント能力が高い人なら、やる気を高める方法や流されない日々を送る秘訣を学ばなくても、最初からやれているはずです。

でも世の中を見渡すと、できている人よりも、できていない人のほうがはるかに多いと思います。**セルフマネジメントができていない人は「どうせできないから、いいや」と諦めるのではなく、「でも、何とかしたいよね」と考え直して自分を変えてください。そのために、カラダマネジメントがあるのです。**

# 悪い習慣をなかなか変えられない……

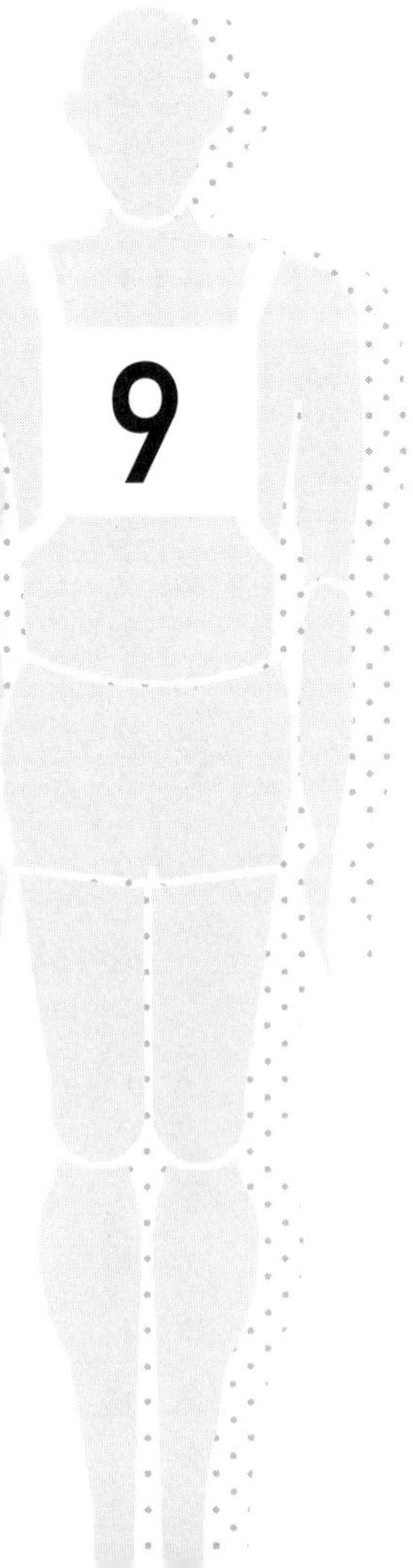


あなたは、何も予定がない週末、飲んだり、食べたり、ゴロ寝したりで、何もしないうちに貴重な休みが終わってしまった経験がありませんか？

せっかくの休みを怠惰に過ごして無駄にしないためには、トレーニングで生活のリズムを作ることが大切です。

わたしは何かを決めないと、何もやらなくなってしまう怠け者ですが、予定を決めて朝からカラダを動かすとすっきりして気分転換できるし、それからの一週間が自分のリズムで快適に過ごせます。

わたしは日本にいるときは、週3日をトレーニングにあてています。火曜と木曜は朝8時頃から走り始めて、9時半〜10時くらいに終わります。シャワーを浴びて着替えて、直接オフィスへ向かいます。土曜は、8時から始めて11時まで、たっぷり3時間トレーニングします。

週末、午前中からカラダを動かすと、ウィークデイの疲れやストレスが取れてさっぱりします。そしてあとの時間は、家族や子どもとゆっくり過ごせます。一日が長く使えて、家族にも迷惑をかけることなくカラダマネジメントができる。週末の朝のトレーニングは生活リズムを作る秘訣なのです。

また、トレーニングがタイムや順位などの成果に表れると、とても嬉しいもの。その嬉しさを味わいたいから、トレーニングを続ければ続けるほど、少しでもタイムや順位を上げたいと思うようになります。すると運動以外の習慣も変わります。太ったらタイムが落ちるので暴飲暴食をしなくなりますし、疲れが取れないから無駄に夜更かしすることもなくなるのです。不健康な生活をしようと思わなくなるのです。

わたしたちのチームでも、チームに入る前はタバコを吸っていたのに、トライアスロンを始めてからやめたという人はたくさんいます。夜型で朝が弱かったメンバーでも、毎週朝の練習を繰り返していると、イヤでも早起きになります。

こうして悪い習慣がリセットされて、健康にいい習慣が次々と〝上書き保存〟されていきます。日々の生活が良い習慣で上書きされると、仕事のパフォーマンスも良くなるのです。

# 仕事が楽しめない……

10

キャリア選びでは、好きなことを仕事にしようという主張をよく耳にします。でも、わたしは、いまやっている仕事を好きになったほうがずっといいと思います。

会社選びはきちんとするべきですが、そもそも好きなことを仕事にしようとしても、仕事にならないケースが多いもの。わたしはサーフィンが好きですが、これをビジネスにするのは難しい。旅行が好きだからと旅行代理店に勤めても、プライベートのような楽しめる旅行ができるわけではないのです。いまやっている仕事を好きになるためには、その仕事が「楽しい、好きだ」と思えるようにマインドをリセットする必要があります。そのきっかけ作りをしてくれるのが、カラダマネジメントです。

会社勤めであれば、業務の時間帯は朝9時から夕方5時までとか、ある程度決まっています。けれど、カラダマネジメントに定時はありません。極端な話をすると、24時間いつでも自分の好きな時間にできます。仕事と違い、残業代が出るわけでもないし、頑張ったからといって給料が上がるわけでもありません。それでもやろうという気になるのは、満足感や達成感といった目に見えない報酬が得られるからです。この感覚はとても大事で、じつは仕事も「目に見える報酬がなくてもやる」という感覚まで落とし込めると、俄然《がぜん》楽しくなります。

前述のように、わたしも走るのが嫌いだったのに、マインドセットを変えて好きになってから、1日30㎞の練習でも難なくこなせるようになりました。

**カラダマネジメントで「満足感や達成感のために何かをする」ことを覚えると、その感覚は仕事にも応用可能**になります。

いまやっている仕事を好きになり、楽しくなれば、残業が辛いとか、給料が安いといった不満やストレスを感じる必要がありません。9時〜5時の定時ですべてを済まそうと思うと、それなりのものしか出てきません。お金のためにつまらない仕事をすると思うと何の成長もありませんが、「好きだから、楽しいから」と前向きに仕事をすれば、目に見えない満足感が得られます。それを糧《かて》に努力を続ければ、やっている仕事が好きになるし、それが必ずや自分自身の成長につながってきます。

# 潜在能力を活用できない……

トレーニングを始めると、誰でもそれほど時間がかからずに体力が向上してきます。ウェイトトレーニングだと2、3回目で最初より重たいダンベルが持てるようになりますし、ランニングではタイムが速くなります。

とはいえ、少しトレーニングをしただけで、カラダがそんなに急に成長するわけがありません。では、なぜ体力の向上が起こるかというと、もともとその人が持っていた潜在能力が引き出されてくるからです。

わたしも昨年1年間のトレーニングでカラダが相当変わりました。パワーもスタミナもつきましたが、それと同時に「カラダが目覚めた！」という感覚が強くあります。

カラダと心は表裏一体です。カラダが目覚めると、マインドがリセットされて自分なりの限界値の設定も変わります。

限界値が上げられると「もっといける」と何事にも前向きに変わるので、仕事に関しても持っている潜在能力がフルに発揮できるようになりました。

2009年、わたしのビジネスが快調だったのは、カラダの潜在能力が引き出せた影響が大きいと思います。

いまの若い人たちは、結構みんな頑張って勉強しています。「昔は誰もそんなにやっていなかったよな」と驚いてしまうくらい、本もたくさん読んでいるし、語学の勉強もしているし、セミナーにも頻繁に通っています。

それでも思ったように仕事で成果を上げられない人は、せっかくの能力をきちんと引き出せていない可能性が高いと思います。仕事がうまく回らない人は、カラダが眠っている場合が多いのです。

社会人になると、学生時代のようにカラダを動かす必要はないと思いがちですが、カラダマネジメントは社会人にとってこそ必要です。ダイエットや体型維持のためだけではなく、**カラダを目覚めさせて、潜在能力を活かして仕事力を高めるという意味でも、カラダを動かすことは大切**なのです。

# Method-02

## カラダ負債を貯めない技術

30代になると簿外債務のように
目に見えないカラダ負債が貯まってくる。
カラダマネジメントでカラダへの投資を始めると
負債が楽に返せて、30代からの仕事と人生が
プラスのサイクルで回り始める。

# 30代の80％以上は運動していない

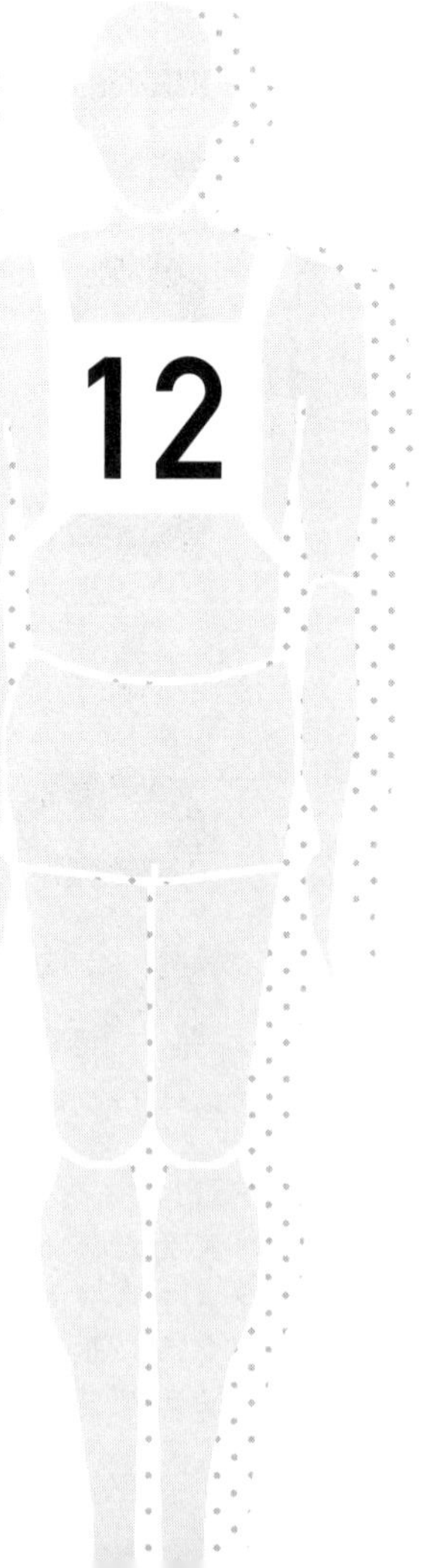


いま日本でカラダマネジメントをしている人はどのくらいいると思いますか？

日本人で運動習慣がある人は約30％。男性33・3％、女性27・5％です（厚生労働省「平成20年 国民健康・栄養調査」より）。厚生労働省の定義だと、運動習慣とは「1回30分以上の運動を週2回以上実施し、1年以上継続している」ことだそうです（P4参照）。

3人に1人が運動しているなら、まああの数字のように思えますが、じつはいちばん運動しなくてはいけない30代はほとんど運動していないという事実があります。お金も暇もある60代、70代は40％くらいが運動しているので、全世代を通じた平均値を押し上げているのです。

30代で運動習慣がある人の割合は、男性18・5％、女性11・6％。つまり30代の80％以上の人が運動をしていないし、運動しない人の割合は5年前と比べて男女ともに高くなっています。

大学に入るまでは必死になって勉強したのに、社会人になってから仕事に追われてまったく勉強しなくなるのはおかしいこと。本当はビジネスパーソンになってからのほうが勉強することは増えると思います。**カラダマネジメントも同じで、本来は体力が衰えてカラダ負債が溜まってくる30代こそやっておかなくてはならないのに、実際は30代がいちばん運動していないの**です。

また、老化は足腰からといいます。事実そのとおりで、20代を過ぎて何も運動をしないと、下半身の筋力は毎年確実に衰えていきます。20歳を100とすると、60歳の筋力は50。つまり半分になってしまうそうです（『28歳からのリアル』WAVE出版）。

カラダマネジメントを怠って足腰が弱ると、外出するのも億劫になるし、辛いから運動もやりたくなくなります。すると、ますます運動不足になり、カラダを動かす機会が減り、それが足腰の衰えにつながるという悪いスパイラルに入ってきます。

体力が低下すると自信がなくなり、メンタルにも悪い影響が出てきます。

カラダマネジメントをしないとメンタルが弱くなり、すでに触れたように限界値が下がったり、タイムマネジメントが苦手になってきたりします。そういう悪いスパイラルに入ると、ビジネスにも当然悪い影響が出てきます。

# 30代から簿外債務のようにカラダ負債が溜まる

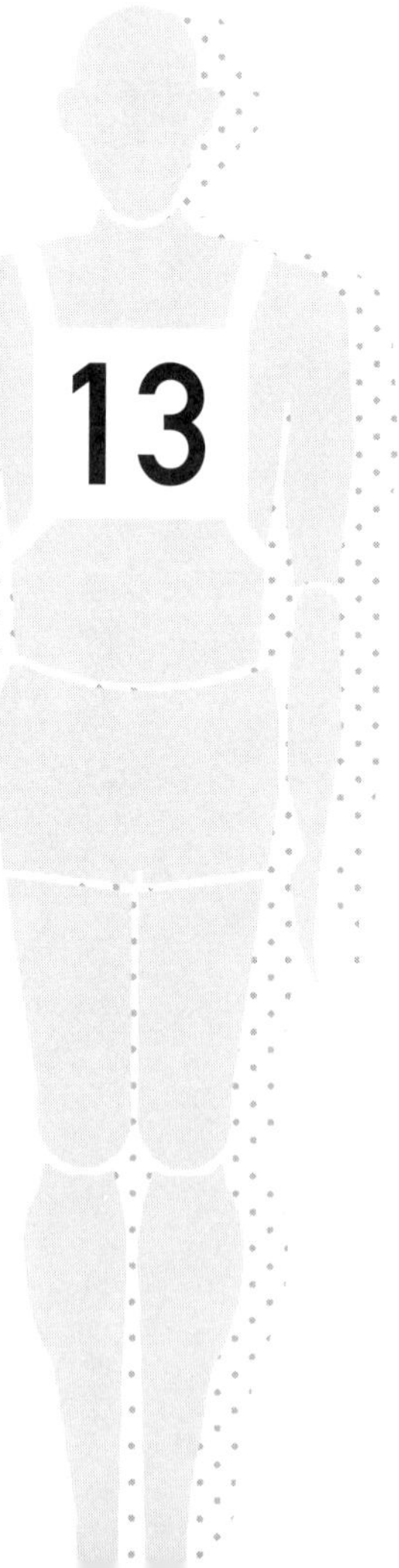


カラダマネジメントをしないと、30代から徐々に簿外債務のように目に見えないカラダ負債が溜まってきます。

わたしの弟がいい例です。若い頃は運動しなくても太らない体質だったのに、35歳を過ぎてから急に太りだしました。久しぶりに会ったらビックリして、「えー、どうしたの？」と思わず大きな声を出してしまうくらいの変貌ぶりでした。

みんな心のどこかではわかっています。

「そろそろカラダを動かしたほうがいいかな」

「暴飲暴食も良くないよね」

悪しき習慣だとわかっているのに、病気になったり、弟のように目に見える変化が起こったりしないと、なかなかアクションが起こせないのです。とくに20代から30代の前半くらいまでは、運動不足で暴飲暴食しても体型や体重がある程度キープできます。「若さ」という資産があるからです。

しかし、油断をしていると、たとえ体型は変わらなくても体質が変わり、負債がどんどん溜まって〝簿外債務〟が一気に表に出てきます。最後は〝債務超過〟を起こして立ち行かなくなります。企業の業績が悪化して回復できなくなるように、長年の負債を抱えてカラダが元に戻らなくなるのです。弟はその後頑張って運動して、体重をかなり落としましたが、やはり完全に元どおりになるまでには、しばらく時間がかかるようです。

自分ではまだまだ大丈夫だと思っていても、簿外債務は予想以上に溜まっています。太ったり、老けたり、体調が悪くなったりするのは、理由もなく突然起こるわけではなく、長年の見えない負債が顕在化した結果です。債務超過になって慌てる前に、いまの生活で簿外債務が溜まっていないかどうか、きちんと調べ直しましょう。

足腰などの筋力が加齢で低下するのは避けられませんが、早くから気づいて運動で筋力を上げておくと、20代の半分にまで落ち込むことは避けられます。カラダマネジメント思考で、債務ではなく、むしろ利息を貯めるように生活を変えてください。

14

# 大人はがむしゃらにではなく効率的にトレーニング

30代になると自由に使える時間が少なくなります。責任ある仕事を任されるようになりますし、家族もできたりして、公私ともにやるべきことが増えるからです。

そこで大事なのは、若いときと同じようにむやみやたらにカラダを動かすのではなく、効率的にトレーニングするという発想。時間が限られているのなら、頭を使って工夫しましょう。無駄なく効率的な方法を探して身につけ、短時間で効果を上げられるように心がけるのです。

たとえば、水泳でもランニングでも、ただ闇雲に泳いだり走ったりするのではなく、フォームをしっかり身につけてからトレーニングします。

我流の悪いフォームで練習すると、故障したり、ケガをしたりするリスクも高くなります。最初に正しいフォームを身につける作業を怠ったばかりにケガをしてしまうと、治るまではトレーニングできなくなり、結果的に遠回りになってしまいます。

ランニングでも、わたしは最初がむしゃらに走っていましたが、それでは限界があると悟り、プロに見てもらってフォームを基礎から作り直すことにしました。

フォーム改善ではこれ以上タイムが伸びないとわかったら、次は海外の文献を中心に片っ端から書籍を取り寄せて全部に目を通しました。その結果、レベル別に16週分のトレーニング内容が書いてある面白い本を見つけました（『ESSENTIAL WEEK-BY-WEEK TRAINING GUIDE』P146参照）。そして、書かれているプログラムを愚直にやってみると、そのとおりにタイムが伸びていったのです。

ランニングだけならまだしも、トライアスロンのビギナーが、トレーニング法をゼロから発明して成果を上げることは不可能です。まったく不可能ではないにしても、成果が上がるまでに時間がかかりすぎます。それよりもトレーニング本をたくさん読み、「あ、これが自分に合っていそうだから、試してみよう」と試行錯誤したほうが効率的です。

トレーニングの方法も日々進化しています。たとえば、体育の授業で昔よくやらされていた「ウサギ跳び」は、膝の負担が大きくトレーニング効果は低いことがわかっています。かつては「運動中はどんなに喉が渇いても水を飲むな」と教わりましたが、定期的に吸水しないとパフォーマンスが落ちることが証明されたので、いまでは逆に「運動中は喉が渇く前に水を飲め」が合言葉になっています。

ランニングでも、毎日たくさん走れば走るほど、速くなるわけではありません。時間がありあ余っているならその方法でもいいかもしれませんが、忙しい30代は「毎日走っている時間はない」と諦める前に、週3回でも速くなるやり方がないか探してみるべきです。

実際、少ない練習量で最大の効果を上げるランニングのトレーニング法があります（P154〜155参照）。わたしの知人で、社会人になるまでほとんどスポーツの経験がなかったのに、ランニングのやり方を科学的に研究してトレーニングを積み、サブスリー（フルマラソンを3時間以内で走ること）になった人がいます。効率的に練習すれば、過去の運動経験の乏しさを補えるのです。

これはビジネスにも通じます。正しいフォームやトレーニング法を研究してから始めるように、仕事の合理的な進め方を身につけてから努力をした方が効率的です。

仕事も単にがむしゃらに長時間労働したからといって、必ず成果に結びついたり、周囲の評価が上がったりするわけではありません。手を抜けという意味ではなく、同じ努力するなら効率的に頑張ったほうが成果は上がるのです。

営業をするにしても、昔のようなローラー作戦でひたすら飛び込み営業をしても、100件のうち99件は話すら聞いてもらえないでしょう。それよりも、事前にオペレーターが電話して、話を聞いてくれる可能性が50%以上のところに集中して飛び込み営業をかけたほうがずっと効率的です。

その昔は「5年くらいは修業だと思って、下働きでも我慢して同じ会社にいろ」というアドバイスも通用しました。でもそれは、同じ会社にいて、同じ仕事を年功序列で一生やっていくのが大前提。仕事の環境はずいぶん変わりました。

スポーツやトレーニングの世界では、成果が明確に見えやすいので、ウサギ跳びや吸水の事例のように、過去の悪い習慣は次から次へと見直されています。しかし、仕事は成果がはっきりとすぐには見えにくいし、中身が科学的に分析し辛いので、昔ながらの非効率的で精神論的なやり方がまだ残っています。

**カラダマネジメントで、効率のいい方法をアップデートして成果が上げられると、仕事のやり方を見直す突破口になる**はずです。

# QOLを保つための投資

ある程度の年齢になり、会社でのポジションが上がり、資産ができても、カラダへの投資活動もしておかないと人生の質＝ＱＯＬ（クォリティ・オブ・ライフ）は保てません。お金の投資活動ばかりに励んでいくら資産が増えても、カラダが不健康で簿外債務を抱えた状態では使い道がなくなるからです。

賢い50代、60代はＱＯＬへの投資を惜しみません。先日、一流企業のＣＥＯを引退したばかりの50代の男性に話を聞きました。彼はいまトライアスロンに夢中です。

「なぜトライアスロンを始めたのですか？」と尋ねると、

「これは10年後の自分のための投資です」という答えが返ってきました。

「50代、60代になっても人生を楽しみたい。でもカラダが弱ってくると、何事も思ったように楽しめなくなる。だから投資だと思ってカラダを動かしている。この先もずっと習慣にしたいので、最初の3年間はとにかく一生懸命やる。3年間やれば確実に自分のものになるから、あとは自然に続けられるはず。60代、70代になっても健康なカラダをキープするための投資だから、いまやるんだ」と教えてくれました。

わたしが住んでいるハワイのコンドミニアムにも、60歳くらいの知人がいます。彼は1年の3分の1をハワイで、残りを日本で過ごしていますが、ハワイでも日本でも毎日走っているそうです。ちゃんと運動しているから、カラダは60代とは思えないほどシェイプされています。

彼に「なぜ毎日走るのですか?」と聞いたら、「私は食べるのが好きだから」というシンプルな答えが返ってきました。

彼の食にかける情念にはすごいものがあります。世界の食通が集まるスペインの有名レストラン「エル・ブリ」は片田舎にあるので、近くに宿を取って訪れるのが普通です。しかし彼は、時間がないときはクルマを飛ばして日帰りでも食べに行くそうです。美味しいものを食べるために、イタリアやフランスにも頻繁に出かけています。

美味しいものを食べすぎて不健康になったら、それ以上美食が楽しめない。痩せるとか、レースに出るとかが目的ではなく、人生の質を高めるための投資だと捉えて、彼は毎日走っているのです。

わたしの父も60歳くらいから走り始めました。徐々に太り始めたので、「何かトレーニングをしたほうがいいよ」とアドバイスしたら、ランニングを始めたのです。熱心に練習したらみるみる速くなり、フルマラソンのタイムは3時間50分台。わたしよりも格段に速くなってしまいました。走りだしてから健康になり、いまでも現役として第一線で働いています。参加資格があるボストンマラソン（男女別に5歳刻みで設定されている参加資格タイムを、過去1年半以内にクリアしておく必要がある。ちなみに60〜65歳は4時間以内）をはじめ、海外マラソンに出るのが楽しみで、若い社員や取引先の人たちと一緒に参加しています。若い仲間と一緒に走るのも、良い刺激になっているようです。

父のように、50〜60代からカラダマネジメントを始めても間に合いますが、それまで不健康な生活をしていると、その負債を一気に巻き返すのは大変です。**30代から早めにカラダへの投資をスタートしておくと、案外苦労せずに負債が返せて、QOLを高める利息がどんどん貯められる**でしょう。

また、ビジネスパーソンがビジネス書を読むのは自分への投資だと思いますが、それよりも

ROI（投下資本利益率）が高いのは、カラダへの投資です。カラダマネジメントを行うと、健康になり、体力が上がり、メンタルも強くなります。**カラダへの投資はリターンがすぐに出てくるのが特徴**です。

ビジネスの場合、ビジネス書のメソッドを取り入れても、自分に合わなかったり、短期間では成果が出なかったりするケースもあります。ROIは低くないにしても、カラダ投資のようにリターンが必ずしも保証されているわけではないのです。一方、カラダマネジメントで得られるリターンは、超長期にわたって保証されていますし、ビジネスなどへのプラスの波及効果も高いものがあります。

洋服やアクセサリーなど、カラダの外側を飾りつけるものにいくらお金を投資しても、気分的な部分を除くと何のリターンもないと思います。ならばまずはカラダに投資すべき。ボディシェイプを整えておけば、そこそこのスーツを着てもきっと映えるはずです。ある意味、洋服のROIが高くなります。反対にどんなにお金をかけて高価なスーツを買っても、お腹が出たりして体形が崩れているとまったく似合わないので、ROIは低くなります。

あなたはどちらを選びますか？

# すべては予防から

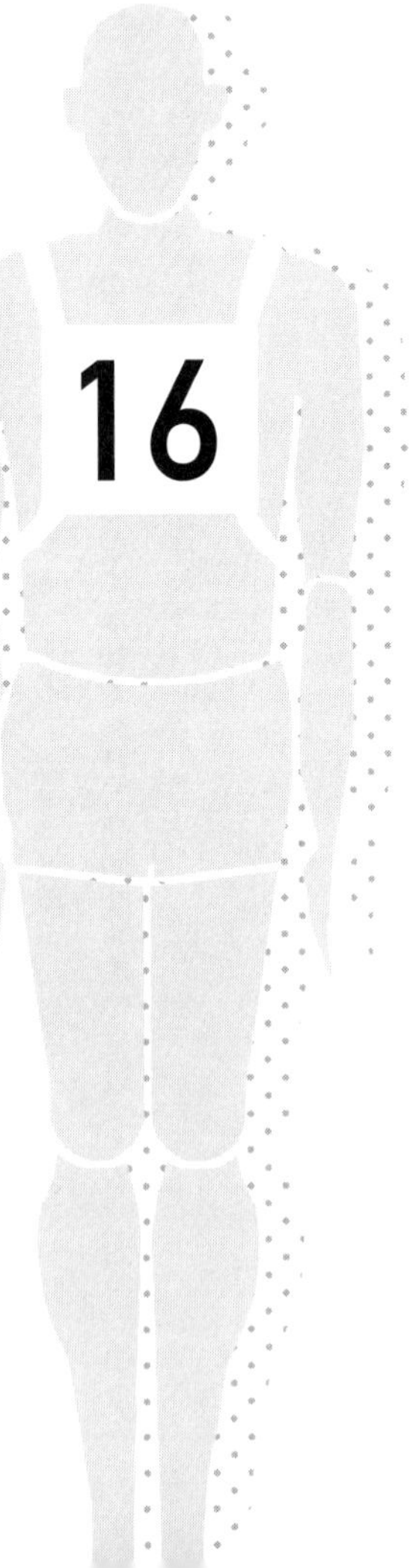


わたしは昨年、ハワイで肺塞栓を発病して6日間入院しました。そのときの反省を込めて改めて思うのは、病気の予防を考えることの大切さ。予防のためにもっとも重要なのは、自分の体質を把握しておくことです。

ハワイで入院したとき、病院では親類縁者全員の既往症《きおうしょう》をしつこいくらいに訊ねられました。アメリカでは、既往症から患者の体質を推し測り、どんな病気のリスクがあるのか、何が病気のリスクになり得るのかを考察するのです。

そのときわたしは親類縁者の既往症について何の知識もありませんでした。そこで退院後、日本に帰ってから急いで親類縁者の既往症や死因の情報を集めました。

医師も全知全能ではないので、些細《ささい》な異変を見逃すこともありますし、正しい診断を下すまでに時間もかかります。

何もかも医師任せにせず、自分の体質、罹《かか》りやすい病気などを事前に彼ら専門家に伝えておくと、手遅れにならないうちに治療が始められます。

肺塞栓に罹ったとき、最初は胸が苦しくなったのですが、胸が苦しくなる病気は山ほどありますから、肺塞栓という診断にたどり着くまでに時間がかかりました。体質がわかっていれば、少なくとも肺塞栓とわかるまでの時間はもっと節約できたはず。早期に適切な治療を開始すれば、治癒までにかかる時間の短縮にもなります。

すべての病気を100％予防しようとしても限界がありますが、体質を知り、自分にとってリスクが高いものから優先的に対策を立てれば効率的です。

肺塞栓は血の固まりが肺で詰まって起こる病気です。再発を防ぐためには、血を固まりにくくする「ワーファリン」というクスリを飲む必要があります。血が固まりやすい体質だと事前にわかっていれば、日頃から血の固まりやすさをチェックして、異常が出たら医師に相談し、その診断に基づいて「ワーファリン」を飲めば肺塞栓を予防できるのです。

人間ドックを受診する際も、体質上気をつけるべきポイントが事前にわかっていれば、そこをとくに念入りにチェックしてもらえます。

人間ドックといえども、カラダの隅々まで全部診ているわけではありませんし、意外にやっていない検査はたくさんあります。

たとえば、肺塞栓のリスクを高める血液の固まりやすさを調べる検査は、自ら申告しない限り血液検査の項目には入っていません。ポイントを絞って調べてもらうと効率的ですし、危ないサインが出たら早めに対策が立てられます。

たとえ丸一日かかっても、**自らの体質を知り、定期的な健康診断を受けることは、ビジネスパーソンにとってもっとも重要なカラダマネジメントのひとつ**です。

わたしのように病気になって入院すると、人間ドックや健康診断の何十倍もの時間をロスします。万が一、病気の発見が遅れて、1か月、2か月、半年と入院することになると、仕事にも穴が空いてしまいます。そうなるとネガティブ思考になり、それをきっかけに人生が悪いスパイラルに入る危険もあります。

アメリカでは、特定の病気に罹りやすい体質かどうかを調べる、遺伝子検査サービスも盛んです。

グーグルの共同設立者であるサーゲイ・ブリン氏は、個人向けゲノム情報解析サービス会社

## 健康診断は定期的に受けよう！

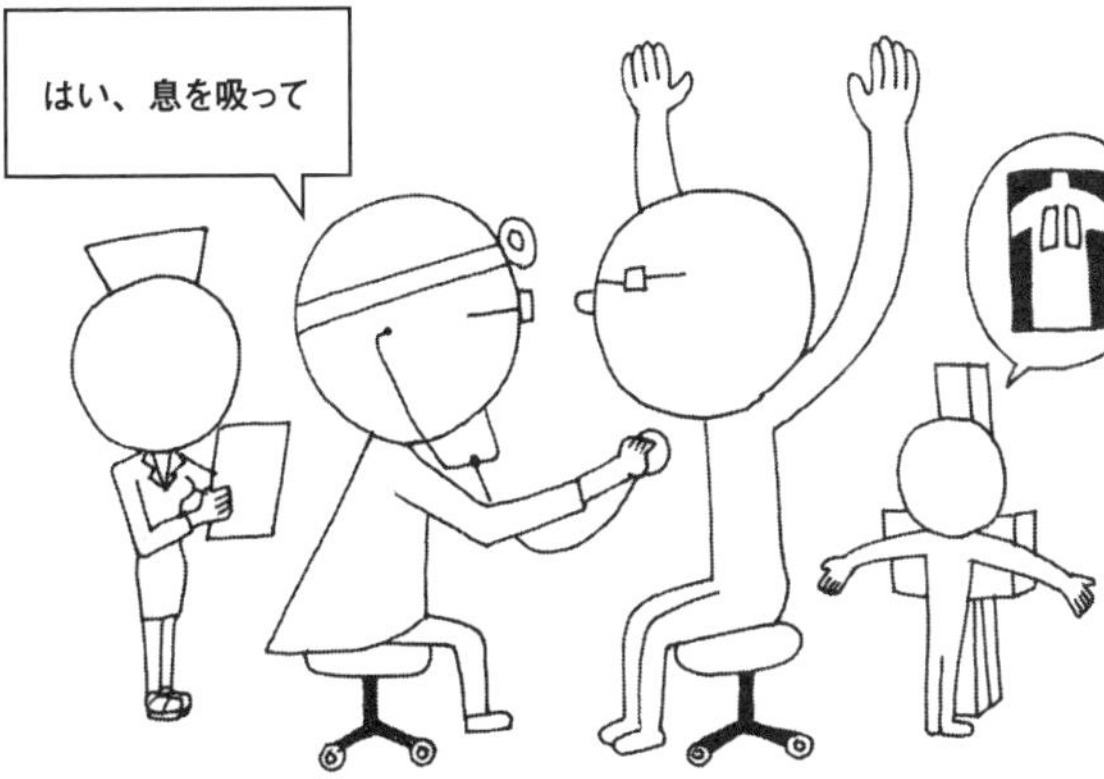


の検査で、パーキンソン病に関連する遺伝子変異を持っていることがわかりました。

そのことを公表した自身のブログで、ブリン氏は「非常に早い段階で、パーキンソン病に罹りやすいことが判明してラッキーだ。発病する確率を低くするように生活を調整できるのだから」とコメントしています。まさにカラダマネジメントですね。

最近は、日本でも遺伝子検査サービスを提供するところが増えてきました。遺伝子からわかる情報は貴重です。参考データのひとつとして（オプションで）受けてみてもいいのではないでしょうか。

# '90年代以降、カラダマネジメントが不可欠に

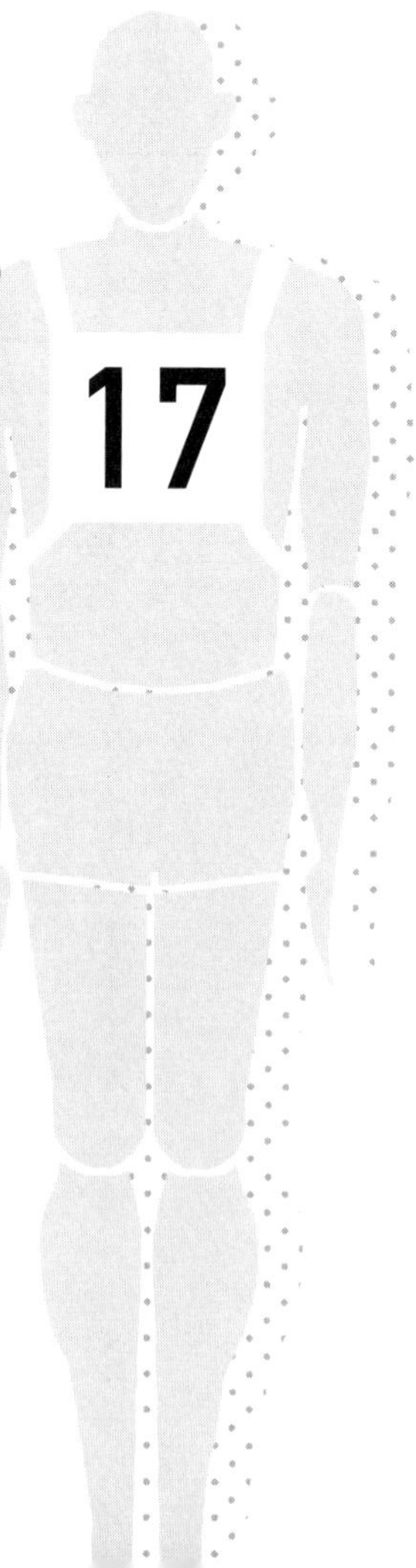


ひょっとしたら、'90年代くらいまでは、カラダマネジメント的な発想はそれほど必要なかったのかもしれません。マンションや駅などでも、エレベータやエスカレータがついていない施設が結構あった、そういう便利ではない生活だったからこそ、意識的にカラダマネジメントをしなくても、自然にカラダを動かしていたのでしょう。

買い物にしても同様です。昔はお店に足を運んでモノを買い、自分で家まで持ち帰りました。仕事も以前は「足で稼ぐ」という部分もあり、人と直接会ってミーティングをしたり、営業活動をするのが当たり前でした。

しかし'90年代以降、環境は一変しました。ビルや駅にはエレベータやエスカレータが完備されて、階段を使う機会も減りました。街中が段差の少ないユニバーサルデザインになったおかげで、移動もスムーズです。重たいミネラルウォーターでも書籍でもCDでも、インターネッ

トで注文して宅配便で自宅まで届く時代です。ＩＴの普及で仕事の仕方も変わりました。パソコンとネットのおかげで、デスクから動かなくても仕事はある程度片づくようになりました。メール1本で営業が済むことも少なくありません。

食生活の状況も変化しています。'90年代までは、食べ物もジャンクなものは少なく結構シンプルで、自宅で家族と食事する機会が多かったものですが、いまではいたるところにファストフードやコンビニがあり、手軽に食事をすることができます。

それでも日本人の平均寿命が延びているのは、おそらく保険制度と医学の進歩によるもの。ところが、子どもたちの体格は良くなっているのに、体力はずっと低下し続けています。普通なら、体格が良くなれば体力も上がるはずですから、これはちょっと異常な事態です。最近は体力低下にブレーキがかかったようですが、見方を変えるともう落ちるところまで落ちたといえるのかもしれません。

**世の中が便利になって、カラダを動かさなくなり、食生活も不規則で乱れてくると、自分で意識的にトレーニングをするカラダマネジメント的な考え方が欠かせなくなります。**'90年代までと現代では、カラダを巡る環境は違うということを認識してください。

# 30歳は人生のターニングポイント

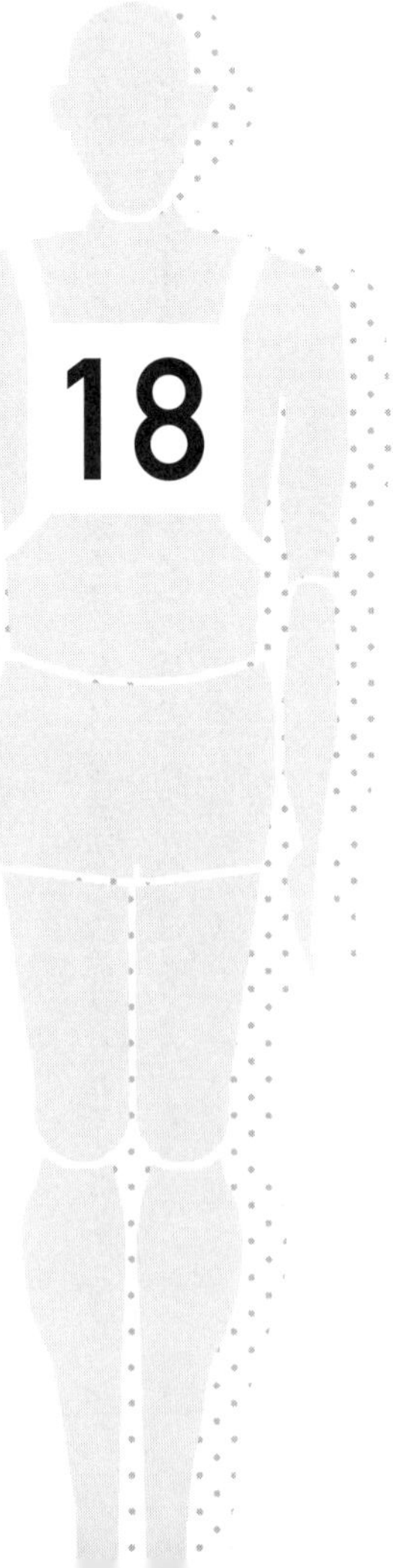


20代は仕事もまだ見習い的な立場。新しいことに挑戦し、ひたむきに知識を吸収して経験を積む必要があります。忙しい日々も、若さとそれまでに培った体力を武器に乗り越えられますし、とくにトレーニングをしなくても体型もキープできています。

しかし30代になると少し余裕が出てきて、仕事でも日常生活でも、楽をすることを覚えます。運動量がガクンと落ちて、収入が増えて食生活もちょっと贅沢になり、摂取カロリーも右肩上がりです。トレーニングをしないと、体力も基礎的な代謝も落ちて体型が乱れてきます。こうした30代からの体力低下に歯止めをかけ、意識改革してカラダマネジメントを始めるかどうかで、その先の人生が決まります。

わたしも20代の頃は、ちょっと運動するとすぐにカラダがシェイプされてくるし、疲れもあまり感じず健康に過ごしていました。ところが30歳を超えてから、急に太りやすくなりました。食生活を劇的に変えたイメージはないのですが、筋肉量が減り、基礎的な代謝量が下がる分、カロリーが余って体内に蓄積されやすくなるのでしょう。以前なら週1回くらい運動するとすぐに元に戻ったのに、もうその程度ではマネジメントできなくなりました。そして33歳で激太りしたのを契機に、さまざまなトレーニングにチャレンジするようになりました。

ターニングポイントはもうひとつ。40代になってから、カラダマネジメント的な視点で食生活や健康についてより深く考えるようになったのです。30代で運動を再開しましたが、それでも足りなくて40代になって仕切り直した感じです。

40代で仕切り直したときは、30代からロスした10年分の負債をゼロにするために、最初の3か月ほどはかなり頑張って真剣にトレーニングしました。それでようやく結果に結びついたという感じ。30代でもっときちんとカラダマネジメントをしておけば、そこまでの努力は必要なかったのかもしれません。

**30代でカラダマネジメントを習慣化しておくと、40代になっても体力が維持できていますし、体型もシェイプされています。**30代の人は、いまが踏ん張りどころ。自分の生活をカラダマネジメント思考で見直してみてください。

# カラダを鍛えている人とそうでない人の差

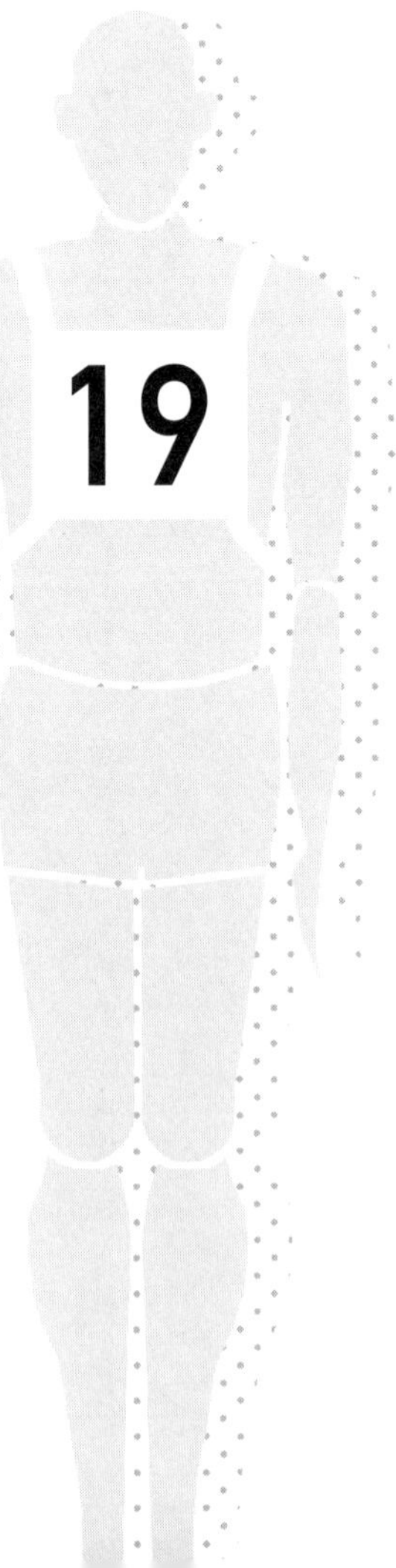


「景気がこれだけ悪いから、いまはトレーニングどころじゃない」
「こういう時代だからこそ、カラダマネジメントをしよう！」
どちらの発想を採るかで、その後の人生や仕事のアウトプットに大きな差が出てきます。

前者を選択するとどうなるでしょうか。忙しいからと毎日仕事ばかりでは、気分転換も頭のリセットもできません。カラダの疲れも抜けないので、仕事のパフォーマンスも下がり、メンタル的にも辛くなる危険もあります。精神的に追いつめられると、トレーニングをする余裕がないと勝手に思ってしまいます。頭もずっとリセットされないことで閉塞感が打破できず、余計にいっぱいいっぱいになります。

では、後者の選択をすると何が起こるでしょう。後者の発想は、こういう時代だからこそしっかりトレーニングして、厳しい環境に耐えられるメンタルとフィジカルを作っていこうという前向きなもの。カラダを動かして頭をリセットすると、ちょっと違う視点から物事が見られますし、血流が良くなることで新しいアイデアが浮かびやすくなります。発想の転換になり、閉塞的な状況をブレイクスルーするきっかけになるのです。仕事上の悩みがあっても、走ったり泳いだりしているうちに「こんなことに、いちいち悩まなくていいや」と頭を切り替えられます。あえて「それどころじゃない」ときに始めたほうが、カラダマネジメントの成果は、実感しやすいかもしれません。

**不景気はカラダマネジメントを始めるチャンス**です。「それどころじゃない」という人も、24時間仕事をしているわけではないでしょう。時節柄、残業後の無駄な飲み会も減っていますから、1時間程度外を走るくらいはできるはずです。外食続きだと食生活は乱れますが、無駄な飲み会が減った分、家で食事をする機会が増えます。食生活を改善する好機でもあります。

最近、ビジネスパーソンの間でランニング人口は増えていますし、トライアスロンを始める経営者も増えています。彼らは、動物的本能でカラダマネジメントの必要性を感じ取り、あえて景気が悪いからこそトレーニングを始めているのかもしれません。

**不景気をどう捉えて、どう行動するか。その発想力がいま問われている**のです。

# 朝の読書＋トレーニング

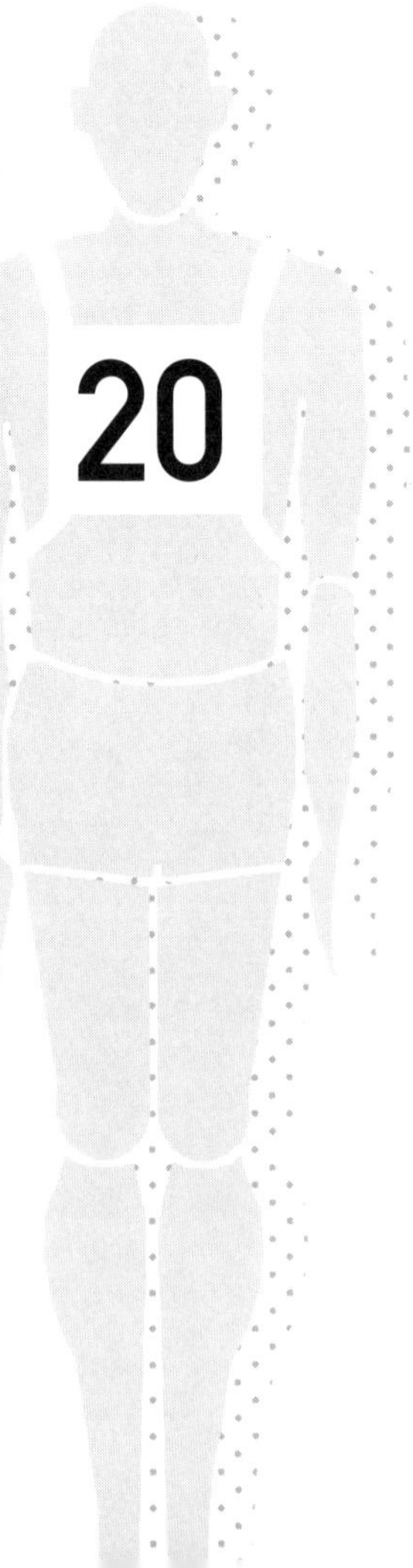


みなさんは読書やスキルアップのための勉強をいつしていますか？

わたしの読書は朝。お風呂に入りながら1時間くらい本を読みます。周りでも、朝に本を読んだり、勉強会を開いたりする人たちが増えてきました。

朝の読書も勉強会もいい習慣ですが、それにトレーニングをプラスすると、脳へのインプットとカラダへのインプットが両方バランスよく行えるようになります。

読書などで得られることと、カラダを動かして得られることは違いますが、両者を組み合わせると、相乗効果が期待できます。

たとえば、読書で得た情報やデータを頭にインプットしてからランニングすると、走っている間に情報が整理されて、新しいアイデアが次から次へと湧いてきます。

読書もトレーニングも朝がおすすめなのは、早起きさえすれば、自分の好きなだけ時間が作れるからです。

たとえば、着替えなどの身支度と通勤に1時間かかるとしたら、朝6時に起きれば本を1時間読み、1時間トレーニングをしても、オフィスには9時に出社できます。もうちょっと余裕が欲しいなら、朝5時に起きればいい。不要な夜の付き合いを控えれば、できないことではないでしょう。

始業前に、読書とトレーニングで頭とカラダのウォームアップを済ませておくと、気分もすっきりして仕事が効率よくこなせるし、その日一日のペースがつかめます。ぎりぎりに起きて猛ダッシュでオフィスに滑り込んだ人と、本を読んでトレーニングもしてから出社した人とでは、一日24時間の密度がまったく違います。

はじめは読書とトレーニング、どちらかひとつずつでも構いません。早起きの習慣が身についたら、今日は読書、明日はトレーニングと交互に行うのもいいでしょう。しかしいまは単に読書だけ、トレーニングだけという時代ではなくなってきている気がします。何もしないよりはもちろんいいのですが、**仕事も人生も次のステージにステップアップするなら、ぜひ読書とトレーニングをワンセットで考えてください。**

# アウターからインナーへ

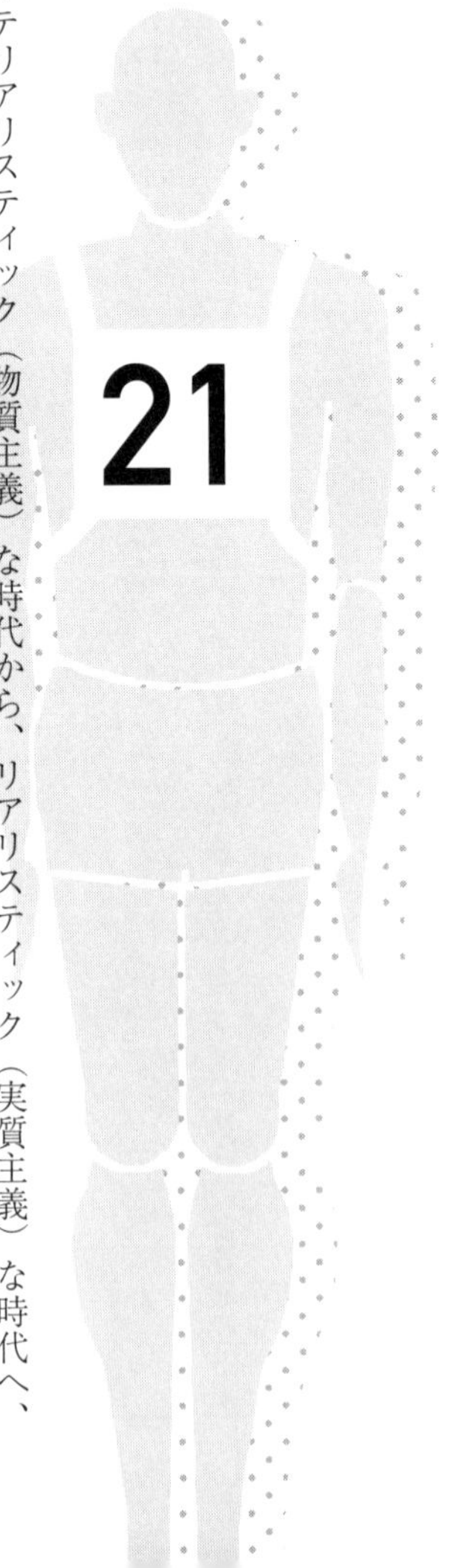


マテリアリスティック（物質主義）な時代から、リアリスティック（実質主義）な時代へ、世の中は確実に動いています。

2007年頃までは、見た目の豪華さや派手さに注目が集まるマテリアリスティックな時代が続いていました。たとえば、ファッションの世界でも、とにかく外見をゴージャスに飾り立てるブランドがもてはやされていました。

しかし今回の金融危機をきっかけに、リアリスティックな時代へのシフトチェンジが明確になりました。単に身につけるだけの高級ブランドや外見を誇示することのウソっぽさに、みんなが飽きてきたのです。派手なファッション誌は売れなくなり、雑誌もいわゆるリアルクローズを大きく扱うように変わってきています。

同じように、カラダ作りもここ数年のうちに、マテリアリスティックからリアリスティックへと変わってきました。

マテリアリスティックな時代に、筋トレブームが起こりました。テーマは、洋服と同じように見た目をどう良くするか。ですから、カラダの外側にあってボディラインを左右するアウターマッスルを鍛えるのが流行りました。

ところがリアリスティックな時代になってからは、今度はカラダの骨格に近いところにあるインナーマッスル（深層筋）に注目が集まり始めています。インナーマッスルは深層にあって普段は目に見えませんが、姿勢を維持したり、カラダを機能的に動かしたりするときに大切な役割を果たしています。

洋服は心地好く着られないと意味がないし、筋肉はちゃんと使えないと意味がありません。アウターマッスルを鍛えてムキムキになっても、それが役に立たなかったら何にもならないと思います。その点、インナーマッスルは、使えるカラダを作るために役立つ筋肉なのです。

わたしもマテリアリスティックな時代には、アウターの筋肉を鍛えることをメインにやっていました。当時は水泳のマスターズの大会に出ていたので、そのためのトレーニングの一環としてアウターを鍛えていたのです。

しかし、アウターを大きくしても思ったよりもタイムは上がりませんでした。見た目はムキムキでいかにも速そうなのですが、結局アウターだけを鍛えても、水泳に役立つ使えるカラダになっていなかったのです。

**使えるカラダを作るために鍛えるべきはインナーマッスルです。**

インナーマッスルを鍛えると姿勢が良くなり、正しいフォームがバランスよく取れるようになるので、自分の持っている力を効率よく発揮できるようになります。スイムでもバイクでもランでも、インナーマッスルがしっかりしているとフォームが良くなり、全身を連動させて合理的に使えるのでタイムも驚くほど速くなります。

30代からのカラダマネジメントでは、見かけを良くすることよりも、実質的で使えるカラダ作りを目指すべきだと思います。ベンチプレスで100kg上げて胸の筋肉をいくら大きくしても、将来のQOLの向上にはつながらないからです。

わたしも、アウターのトレーニングをやめてインナーマッスルを鍛え始めてから、さまざまな変化を体感しました。見た目の筋肉はかなり落ちましたが、水泳もサーフィンのパドルもランニングも、いまのほうが断然パフォーマンスが良くなりました。

## アウターマッスルより インナーマッスルを鍛えよう！

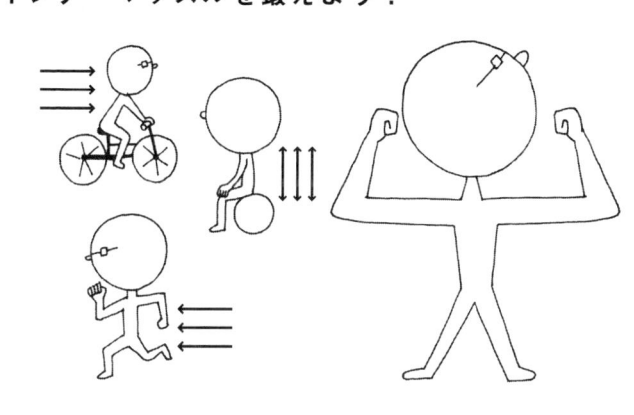

インナーマッスルを鍛えるにはバランスボールやバランスディスクが有効ですが、それにスイムやバイクやランを組み合わせると、より効果的です。正しいフォームで泳いだり走ったりするだけでも、腹筋などのインナーマッスルが鍛えられて発達します。

アウターマッスルを鍛えるには重いダンベルやバーベルが必要ですし、本格的にやるならやはりジムに入るしかありません。でもインナーマッスルなら、最初にトレーナーにやり方を教わっておけば、バランスボールやバランスディスクでのトレーニングは自宅で簡単にできます。あとは外を走ったり、自転車に乗ったりするだけなので、いつでも手軽に鍛えられます。

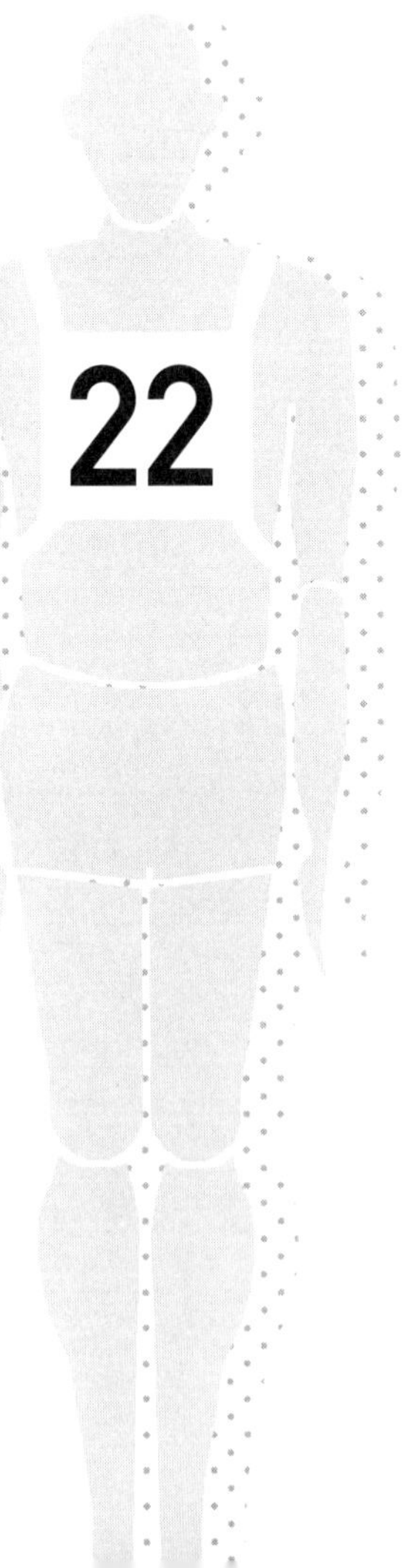


# トライアスロンは30代からでもできるスポーツ

大人になって新しいスポーツに挑戦する人が増えています。とはいえ、球技は子どもの頃からやっている人が圧倒的に有利。30～40代でやり始めて急にうまくなることはまずありません。それと対照的なのが、ランニングや自転車などの有酸素運動。大人になってから始めてもすぐに上達できます。フォームや練習法を工夫するとみるみるうまくなり、タイムも面白いように縮められます。

前述のように、わたしの父は60歳を過ぎてから走り始め、いまではフルマラソンで4時間を切るサブフォーです。20代まで運動らしい運動をした経験がないのに、サブスリーになった人の例もあります。マラソンのサブスリーといえば、サッカーでいうならJ2に近いレベル。野球ならプロテストを受けられるレベルです。大人になってからサッカーや野球をやり始めて、プロレベルまで向上することはあり得ませんが、有酸素運動なら可能なのです。

水泳は少し事情が違い、はじめは子どもの頃からやっている人のほうが速いし、有利です。しかし近年良い練習法が開発されて、子どものときは全然泳げなかった人でも、トレーニング次第で速く泳げるようになります。

わたしが少年時代の練習法は、とにかくカラダで覚えるという方法。子どもは理論を説かれてもよくわからないので、反復してカラダに刻み込む方法が有効なのです。でも、いまでは泳ぎを理論的に解析して、それに基づいたフォームや練習法が出てきています。これを利用すると、容易にかなりのレベルまで到達できます。

わたしたちのトライアスロンのチームには50人ほどのメンバーがいますが、そのうち5人は最初まったく泳げませんでした。しかし「トータル・イマージョン」（P154参照）を教えるスクールで約1か月トレーニングしただけで、全員が1・5km泳げるようになりました。

スイム、バイク、ランニングを組み合わせたトライアスロンは、30代からでも取り組みやすいスポーツ。3つのうちどれかが苦手でも、得意種目でカバーできるので、タイムも上がります。それが楽しくてやる気が高まります。**30代からのカラダマネジメントには、ぜひトライアスロンを選択肢のひとつとして加えてみてください。**

# 23

# 無酸素から有酸素へ

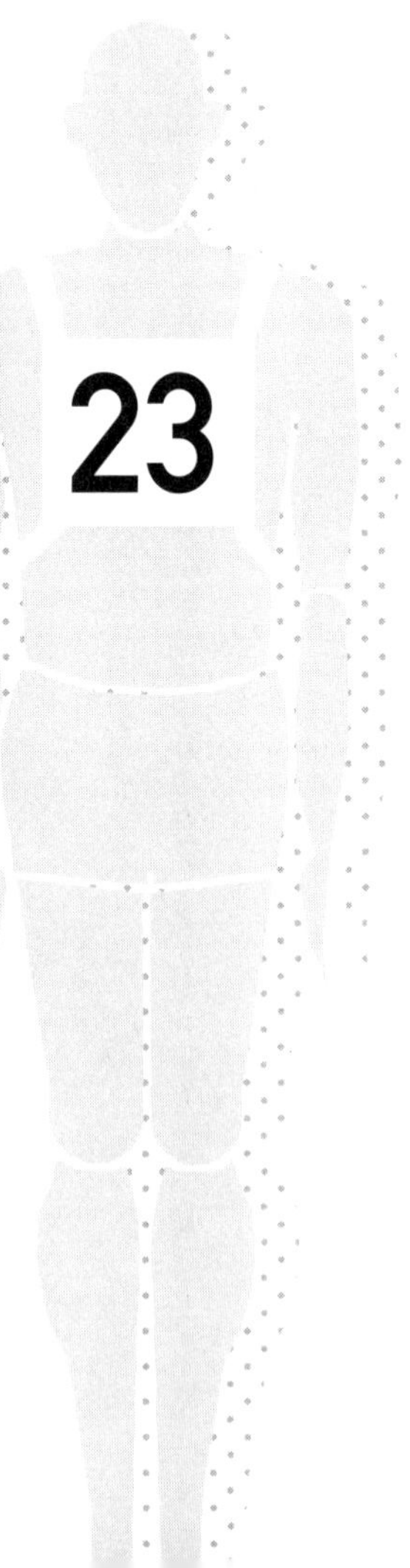

30代を境に、求められる体力の質が変わってきます。20代までは、ダッシュしたり、重いものを一気に持ち上げるような瞬発的な動きが得意。仕事でも、短時間に集中して力を出すやり方で成果が上がります。30代になると、持久的な動きが得意になります。仕事でも、じっくり良いアイデアを熟成させて成果が出せるようになります。

歳を重ねるにつれて体力が変わる背景には、運動生理学的な筋肉の変化があります。筋肉は、瞬発的な動きが得意な白筋線維（タイプⅡ）と、持久的な動きが得意な赤筋線維（タイプⅠ）に分けられます。加齢とともに衰えやすいのは瞬発系のタイプⅡ。タイプⅠは加齢でも衰えにくく、持久的な運動能力はキープしやすいのです。

こうした体力の変化に応じて、トレーニングの中身も変えるべきです。

20代までは、スピードトレーニングやウェイトトレーニングのような無酸素運動（アネロビクス）が得意です。無酸素運動とは、強度が強く長くは続けられない運動。しかしエイジングとともに、無酸素運動のパフォーマンスは落ちてきます。

反対に加齢とともに実力が出せるようになるのが、ランニングのような有酸素運動（エアロビクス）。有酸素運動は強度が軽度〜中程度で、苦しくなりすぎない運動なので、長時間ゆっくり続けられます。そう考えると**30代から取り組むべきは、無酸素運動よりも有酸素運動**なのです。

わたしも若い頃は、ウェイトトレーニングなどの無酸素運動がメインでした。しかし、このままでは体力が弱るような予感がして、徐々に有酸素運動を増やしていきました。そして一昨年から無酸素運動をほとんどやめて、有酸素運動の割合を一挙に増やしました。その結果、体調もすこぶる良くなり、カラダもコントロールしやすくなりました。以前は、有酸素運動が好きではなく、「マラソンなんか死んでもやるものか」と思っていたのに、いまではよりハードなトライアスロンが大好きになったのですから、変われば変わるものです。

**体力の変化や年代に応じてトレーニングの中身を柔軟に変えることが大切。有酸素運動に苦手意識がある人でも、習慣化の仕掛けを考えると続けられるようになります。**

# 健康への責任

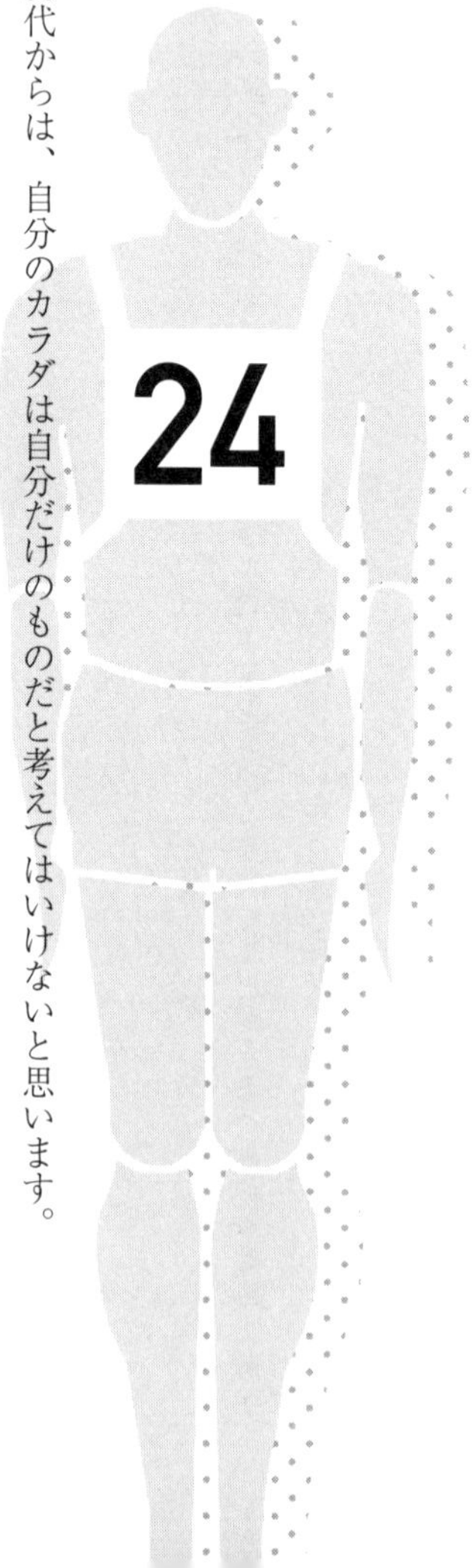


30代からは、自分のカラダは自分だけのものだと考えてはいけないと思います。

とくに家族ができると、家族に対する責任が出てきますし、仕事でもポジションが上がると部下もできて責任も増えます。

体調不良で頻繁に休んだり、長期の入院をしたりすると、多くの人に迷惑をかける結果になります。独立して自分でビジネスを始めた人はなおさらです。病気で入院して動けなくなると、事業自体がストップしてそのまま終わってしまいます。

「責任なんて負いたくない」とか「自分の好きに生きて死ぬんだ」といった子どもっぽい考え方は、30代になるともう通用しません。何事にも責任がついて回るので、家族や部下など周りの人に迷惑をかけながら「好きに生きる」わけにはいかなくなります。

背負う責任が上がるほど、健康でいることへの義務も上がります。そしてカラダマネジメン

## カラダマネジメントは、健康への責任を果たす大事な手段

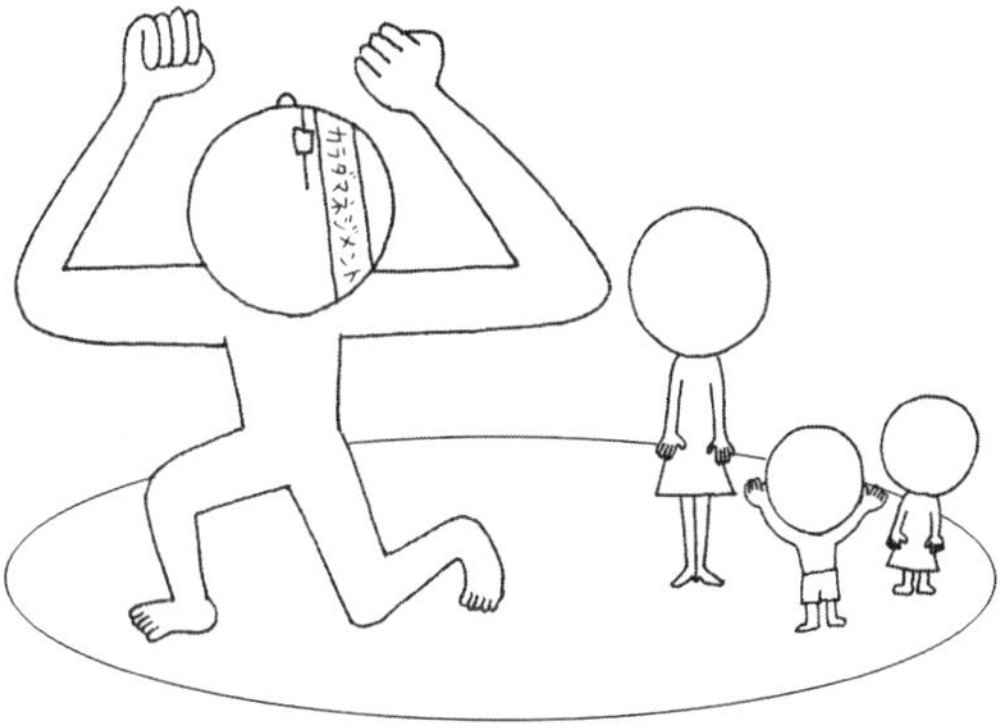


トは、こうした健康への責任を果たす大事な手段です。

かといって、これまでの生活を１８０度変えろと言っているわけではありません。

お酒を一滴も口にせず、肉食を断って菜食主義者になり、朝晩毎日ランニングと水泳……。できる人はそれでもいいですが、多くの人にとっては苦痛でしょうし、生活に潤いと楽しみがなくなります。

従来のライフスタイルを大きく変えることは結局長続きしません。**健康でいることを自分の責任と捉えて、カラダマネジメント思考に意識を変えるだけでも、生活習慣は自然と良い方向へ少しずつ向かう**のです。

# 健康診断、人間ドックで早期予防

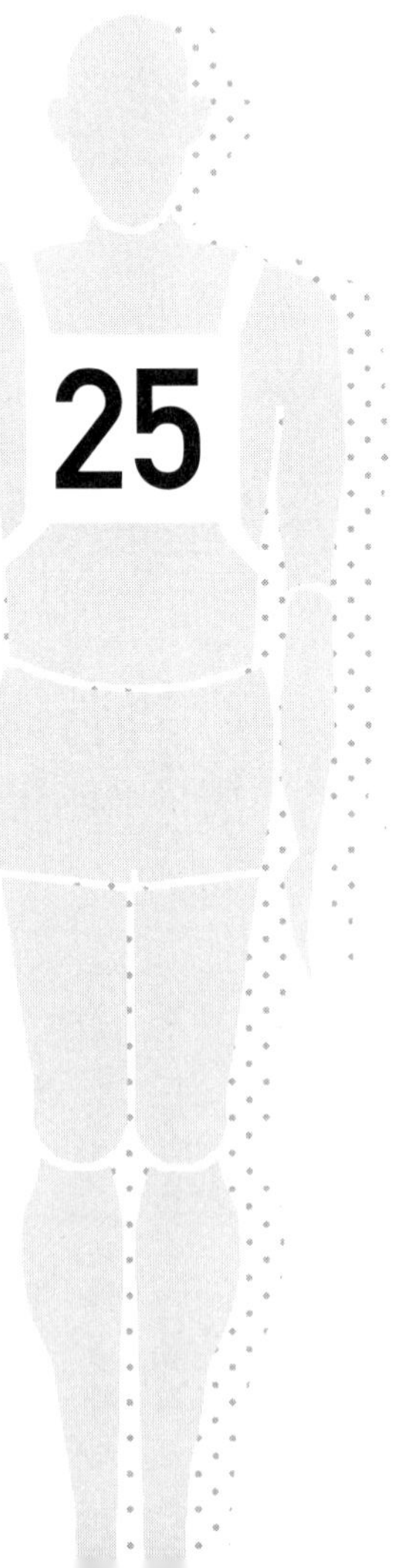


20代までのカラダはぴかぴかの新車のようなもの。詳しく点検をしなくても、いつでもベストパフォーマンスが出せるはずです。しかし、30代からのカラダは、10年、20年落ちの中古車。中古車でドライブに出かける前は、エンジンや足回りなどを入念にチェックしておかないと、道路で故障して立ち往生したりする危険があります。

30代以降で、健康診断を受けなかったり、人間ドックに行かなかったりするのは、ろくに点検をしない中古車を運転するようなものなのです。**カラダマネジメントで重要なのは病気の早期発見と予防。**自分のカラダの状況はつねに把握しておくべきです。

わたしも会社勤めをしているときは、会社の健康診断を定期的に受けていましたが、30代で独立してから数年間は面倒に思えて健康診断を受けていませんでした。しかし、その後、健康への責任を感じるようになり、いまでは妻と一緒に年1回人間ドックで徹底的に診てもらっています。定期的にカラダの状況をチェックしておくと、何か異常が起これればすぐにわかるし、早速有効な対策が立てられます。検査で体質がわかれば、日常生活で注意すべき点がどこにあるのかポイントも絞れるようになります。

昨年肺塞栓になったときも、じつは直前の健康診断で「ちょっとおかしいので経過観察して精密検査をしましょう」と医師に言われていました。ハワイに戻る前々日だったので「次に東京に戻ったときに病院に行こう」と思ってハワイへ戻り、そこで発病してしまったわけです。あのとき東京で精密検査をして有効な予防手段を取っていれば、肺塞栓で6日間も入院しなくて済んだかもしれません。

30代になると、知らない間に病気が進行していることもあります。自分の反省を込めて言いたいのは、「ちょっとおかしいぞ」と体調に異常を感じたら、迷わずに病院へ行くということ。「病院に行くと待たされて午前中が潰《つぶ》れる」という声も聞きますが、病気で入院したら午前中どころか丸々1週間、1か月潰れるかもしれません。チェックして問題がなければ安心できますし、カラダの現状もわかります。病院に行くことはカラダマネジメント的には絶対に無駄にならないのです。

# 食習慣の問題点に気づく

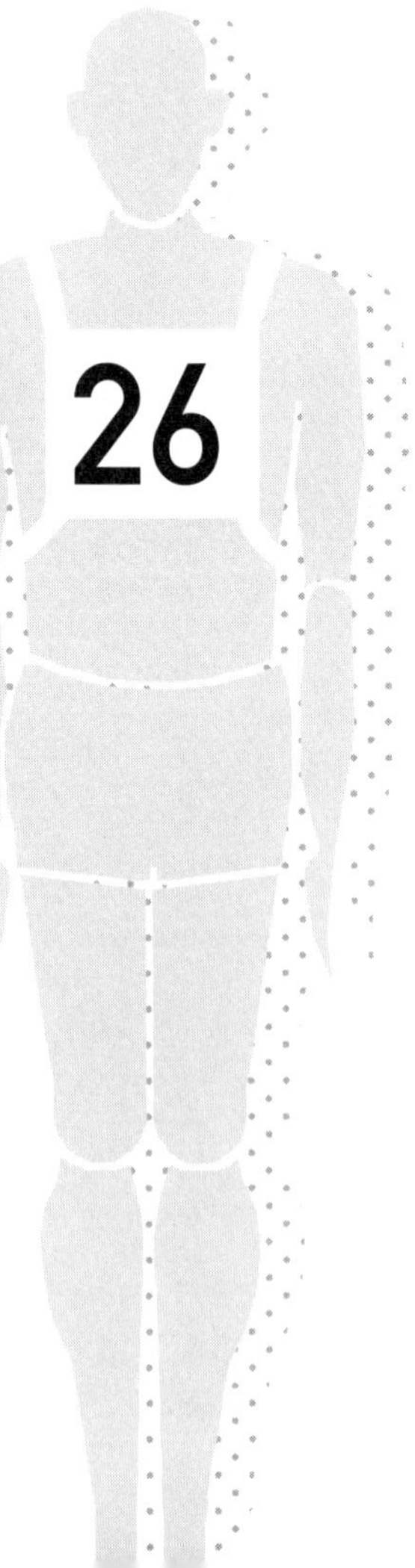


食事の大切さは誰もが理解していると思います。

食事は一日3食、毎日欠かさず食べるもの。**ちょっとした食習慣の違いが長年積み重なると、長い目で見ると大きな差につながります。**

わたしは一年３６５日中、ほぼ３００日は外食です。日本でもハワイでも朝は家で食べますが、昼と夜は仕事絡みの会食もあるのでどうしても外食が多くなります。

わたしの外食の問題点は、いつも馴染みの店に入り、オーダーをお店に任せてしまうこと。すると、前菜、メイン、デザートとフルコースで出てきます。

わたしは出されたものは残さず食べる人間なので、結局はかなりの量を毎日食べ続けることになります。

これを改善しようと思い、ハワイにいるときは昼食もできるだけ家で摂るようにしています。そのせいか、ハワイにいるときはカラダが結構絞れているのに、日本に戻ってしばらくするとだんだん太ってきます。

同世代の友人でいまだにシェイプしている人は、食生活が決定的に違います。

わたしは最近外で食事をするときに、シェイプしている友人にオーダーをしてもらうようにしています。いちばん健康そうでカラダを絞っている人に注文してもらうと、彼らが日頃どんなものを食べているかがわかります。それが自分の食生活を見直すヒントにもなります。

彼らはオーダーする量が圧倒的に少なくて、選ぶメニューも低カロリーでヘルシー系のものが多いのです。わたしとしては「これでは足りないんじゃないかなあ」と内心思いながらも、「この食生活が彼らのシェイプされたカラダのベースを作っているんだ」と思い直して合わせるようにします。そして次にその店にひとりで行ったときは、そのオーダーを真似て頼むようにしています。

家族でいつも食事をしていると、食生活の嗜好が似ているので、どこに問題があるのかは誰も指摘できません。習慣は急には変えられませんが、問題点に気づくだけでも食生活が変わる糸口になります。

# ドクターの友人を持とう

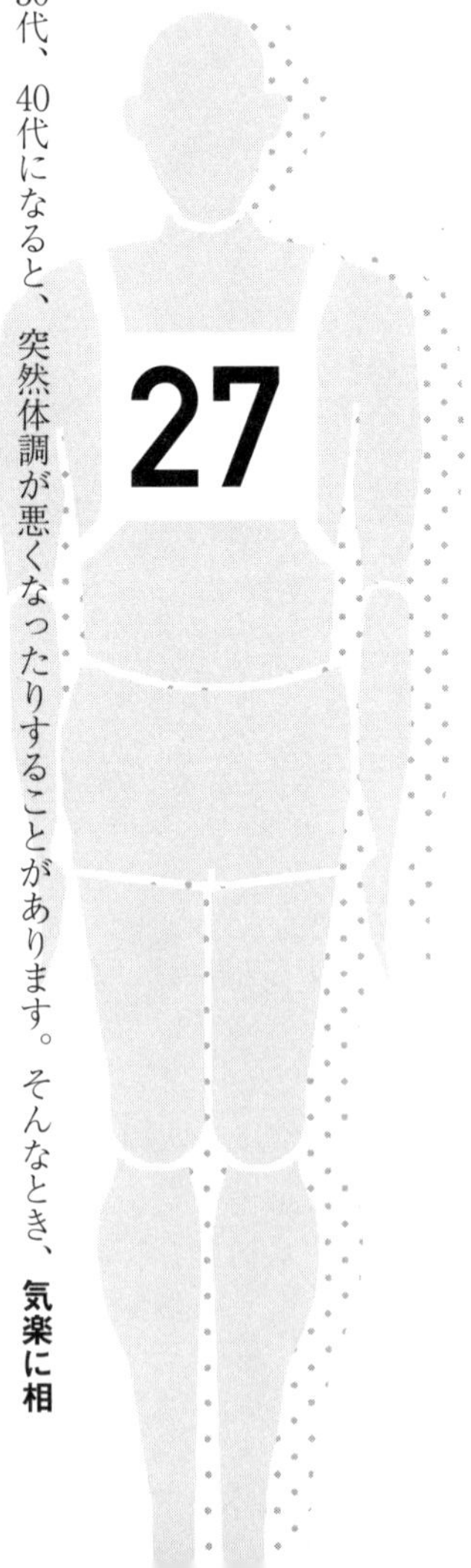


30代、40代になると、突然体調が悪くなったりすることがあります。そんなとき、**気楽に相談できるドクターの友人が周りにいるかいないかで、安心度はかなり変わってきます。**

病院に行くほどでもないし、医師には気軽に話せないことでも、友人なら「いまこういう状態なんだけど……」と相談できます。友人なら、本人のバックグラウンド、日頃の食生活やライフスタイルを知っているので、それを踏まえた実践的なアドバイスをしてくれるはずです。

大切なのは、相手と対等な大人の友人関係を築くこと。調子が悪いときだけ、突然連絡して「これはどういうこと？　まずい病気じゃないの？」と質問攻めにしたり、「明日病院に行きたいから、いいところを紹介して」などと一方的に頼んだりするのは、ルール違反。相手を便利に利用しているだけです。

自分も相手に何か貢献できることがあり、互いに心が通い合う、良好な人間関係が作れるこ

## 持つべきはドクターの友人

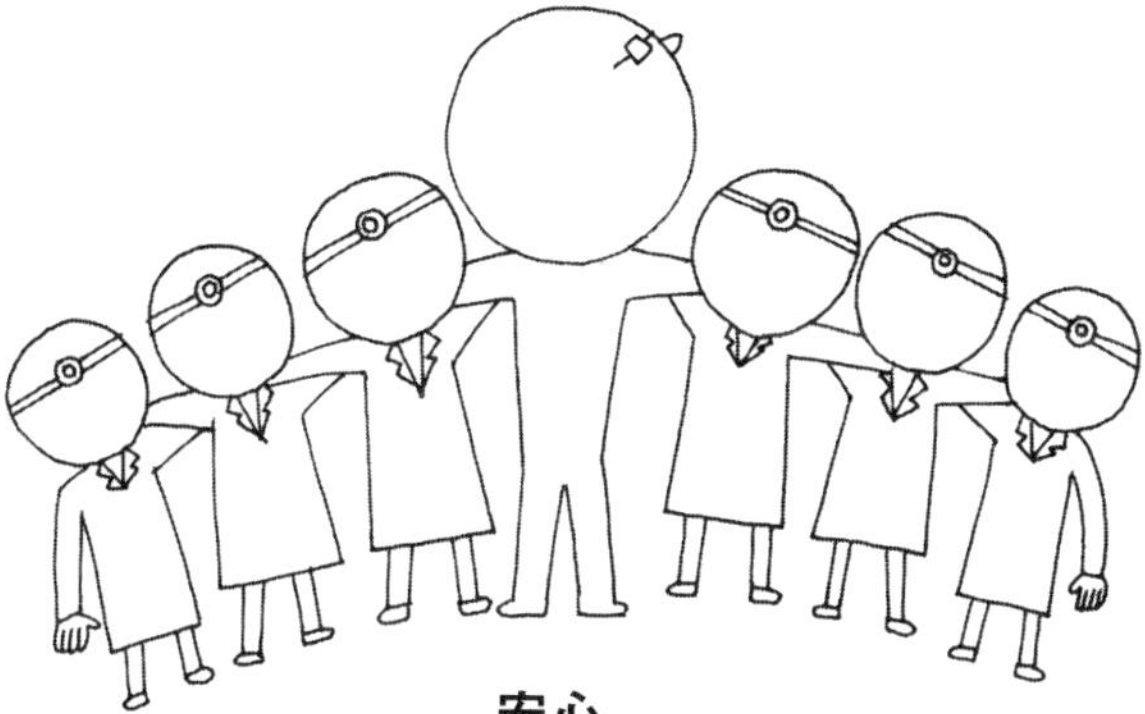

**安心**

とが大前提です。幸いなことに、わたしには年齢を重ねるにつれて自然にそういうドクターの友人が増えてきました。

かといって、無理に「医者の友達、早く作らなきゃ！」と焦る必要はありません。第一知り合ったばかりドクターに、いきなり無茶な相談をしてもダメ。今日会った女性に「明日結婚してくれ」と頼むようなもので、相手は引いてしまいます。

いますぐ短期間で何とかしようと焦らず、「将来、ドクターの友人ができるといいな」と頭の片隅に留めておくくらいにしておきます。そうすると、わたしの経験では、やがて自然な出会いがあるものです。

# Method-03

# カラダマネジメントを習慣化する

何事も長続きしない。挫折する。
そんなタイプこそ
カラダマネジメント術を身につけるべき。
カラダマネジメントは
仕事や生活を変え、良い習慣をつける
トレーニングとしても極めて有効である。

# 習慣が運命を変える

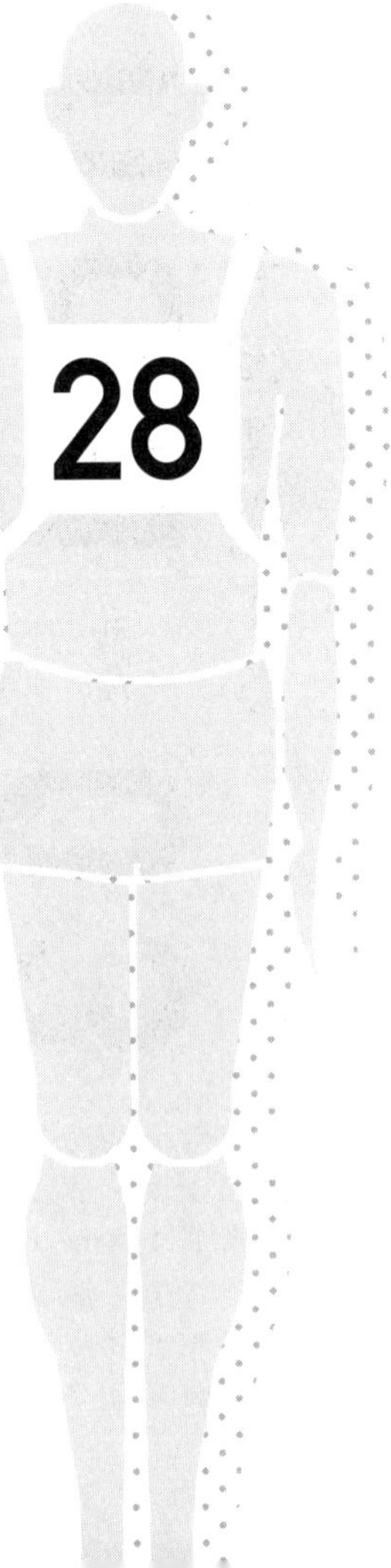


毎朝、歯を磨くのに、「今日は歯を磨こうか、それとも磨くのをやめようか」とは悩まないものです。

歯磨きはちゃんとやると時間がかかるし、少しばかり面倒です。それでも、いちいち悩まずに毎日できるのは、たとえば「朝食を食べたらすぐに歯を磨く」などのパターン化をしているからです。

カラダマネジメントのトレーニングも、一度パターン化して習慣になれば、「今日トレーニングしようかな、やっぱりやめようかな」と悩んだり、必死になってモチベーションを上げたりしなくても済みます。

何かが自分の習慣になるまでにどのくらい時間がかかるかについては、人によって個人差があります。たとえば3週間くらいで習慣化できる人なら、割り切って最初の3週間、何があってもやめない決意で続けると、それ以降は無意識にできるようになります。

習慣とは、継続に労力を要しないもの。毎日コツコツ継続することに努力をするのではなく、決められたパターンを習慣化する努力をしましょう。はじめに習慣化の努力を一気にしたほうが長い目で見ると楽ですし、効率的なのです。

習慣化は少しずつ生活を変えていきます。わずかな元手でも複利で運用することで大きな資産になるように、習慣化で少しずつ生活が変われば、その積み重ねで人生と運命が変わってきます。

無意識の習慣で毎日歯を磨いているからこそ、歳を取っても入れ歯にならずに済み、自分の歯がキープできます。歯が健康だとご飯も美味しいので、いくつになっても、豊かな食生活が楽しめるのです。

それと同じように、運動を習慣化して続けていると、足腰が鍛えられて60、70代になってもアクティブな毎日が楽しめます。朝起きたら走る、テレビを観ながらストレッチをする……。どんな運動でもいいですから、**将来のＱＯＬを高めるために、ぜひカラダマネジメントを習慣化しましょう**。

# 始めやすく、やめやすい

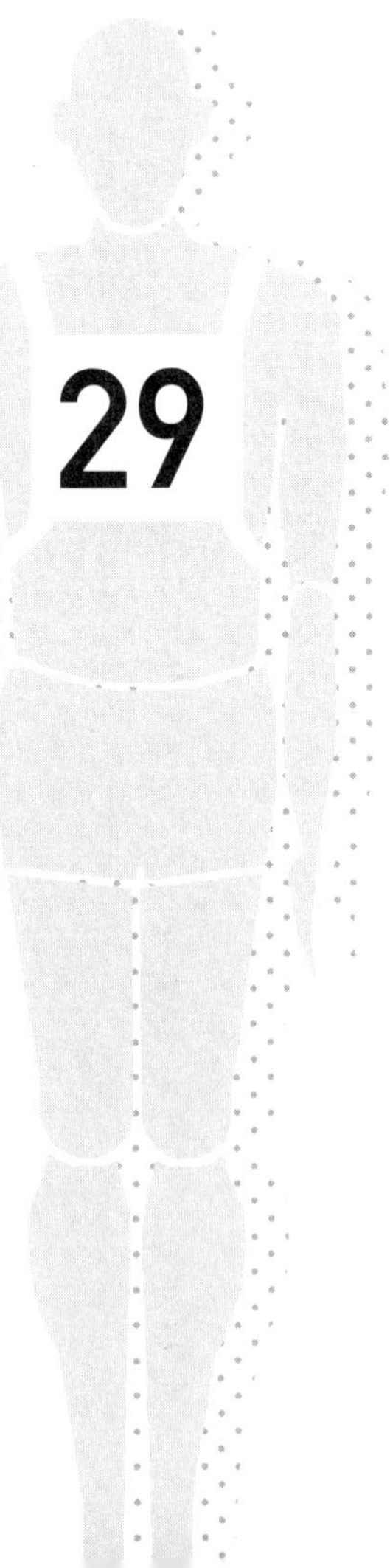


将来に備えて英語力を上げたいと思って英会話スクールに通っても、なかなか長続きしないし、英語力も上達しないものです。目の前に切羽詰まった危機的な状況がないと、スキルアップのための勉強も続かないのが普通です。でも、「3か月後にアメリカへ単身、赴任せよ」との人事が発令されたら、誰かからハッパをかけられなくても、自分で死にものぐるいで英語を勉強すると思います。

トレーニングやダイエットも英語の勉強と同じで、やめようと思ったらすぐにやめられます。危機的な状況がないと、三日坊主で終わるのが当たり前なのです。

たとえば、ダイエットでも、「何となく痩せたい」では続かないけれど、「3kg痩せないと糖尿病で失明の危険がある」と医師に忠告されたら、必死になって痩せようとするでしょう。

カラダマネジメントのトレーニングも、「いま運動しないと、明日から一生病院暮らしだよ」

とトレーナーに言われたら、誰でも真剣に続けると思います。

でも「30代のうちに運動しておかないと、20年後に大変なことになる」と忠告されても、20年後の話となると差し迫った危機とは感じられないもの。ことに自分は健康だと思っている人にとってはピンと来ないのです。

トレーニングをする前提として、カラダマネジメントは始めやすく、やめやすいものだということをまず理解しておいてほしいと思います。

そのためにも、始めるきっかけが大事。危機的状況の強制力に頼るのではなく、そうなる前に自分できっかけを見つけて何かを始めてみることが大事です。

友人に「一緒にトライアスロンに出ようよ」と誘われたら、あれこれ考えずに「よし、やろう!」と乗ってしまうことです。東京マラソンに応募して当選したらランニングを始めてもいいし、とりあえず海外のマラソンのツアーに申し込むだけでもいいのです。

**運動を始めるきっかけは、その気になれば周りにたくさんあります。まずはスタートを切りましょう。**

あとは続けるための工夫をすればいいのです。

# 続ける自信がない人は外部強制力に頼る

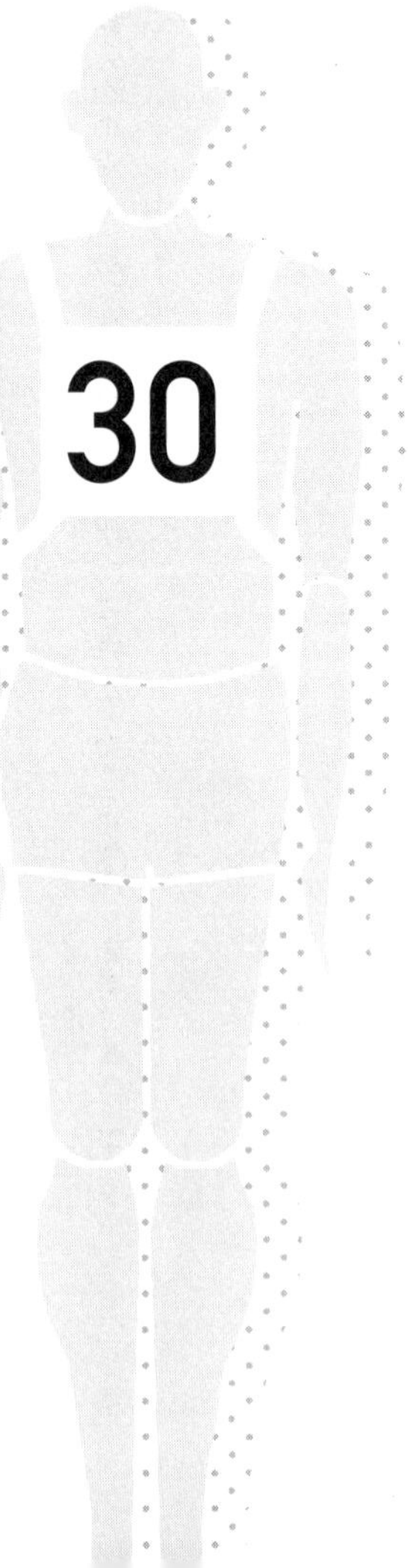


あなたは通信教育が続けられますか？　ひとりでもコツコツ続けられるなら、あなたは意志が強くてセルフコントロールが上手なタイプ。一度トレーニングを始めたら、三日坊主で終わらずに続けられるでしょう。

でも、世の中の多くの人はおそらくわたしと似たり寄ったりで、通信教育がひとりでコツコツできるタイプではないと思います。人間は基本的に怠け者で、楽なほうへ、楽なほうへと流れるもの。「その気になればできる」と自分をごまかすのではなく、自分は怠け者で続かないという立ち位置をきちんと認識しましょう。そして「怠け者の自分を動かすために何が必要なのか」を考えてみましょう。

わたしは、ひとりでは絶対続かないとわかっているので、外部からの強制力を利用します。外部の強制力とは、仲間のことです。アメリカスポーツ医学会の統計では、誰かと一緒にトレーニングをすると継続率は格段に上がるそうです。

わたしがトライアスロンを始めるときに最初にやったのは、チームを作ることでした。みんなでトレーニングすると、ちょっと辛くなったからといって「オレ、ここでやめるわ」とひとりだけ途中で抜けるわけにはいきません。その繰り返しで、トレーニングが習慣になったのです。

もうひとつの有効な外部からの強制力は、パーソナルトレーナーという存在。

ひと昔前まではトレーナーをつけるのは一部のプロ選手などに限られていましたが、最近はジムやネットなどを介して、個人的に運動の指導をしてくれるパーソナルトレーナーに手軽にコンタクトできるようになりました。

予約を入れて一緒にトレーニングすると、自分の都合でドタキャンするわけにはいきません。ましてや「今日はやりたくない」とも言い出せない。だから何も悩まずに運動が続けられるのです。トレーニング中も、ひとりだと楽をしようとペースを落としたりするので、効果が上がりません。トレーナーは「もっとスピード上げて」とか「いい調子です。もう2周走りましょう」などとうまく乗せてくれるので、気分よく効率的なトレーニングができます。運動効果が上がりやすく、成果が上がるほどやる気も出てくるという好循環が生まれるのです。

# 自分ひとりでやろうとしない

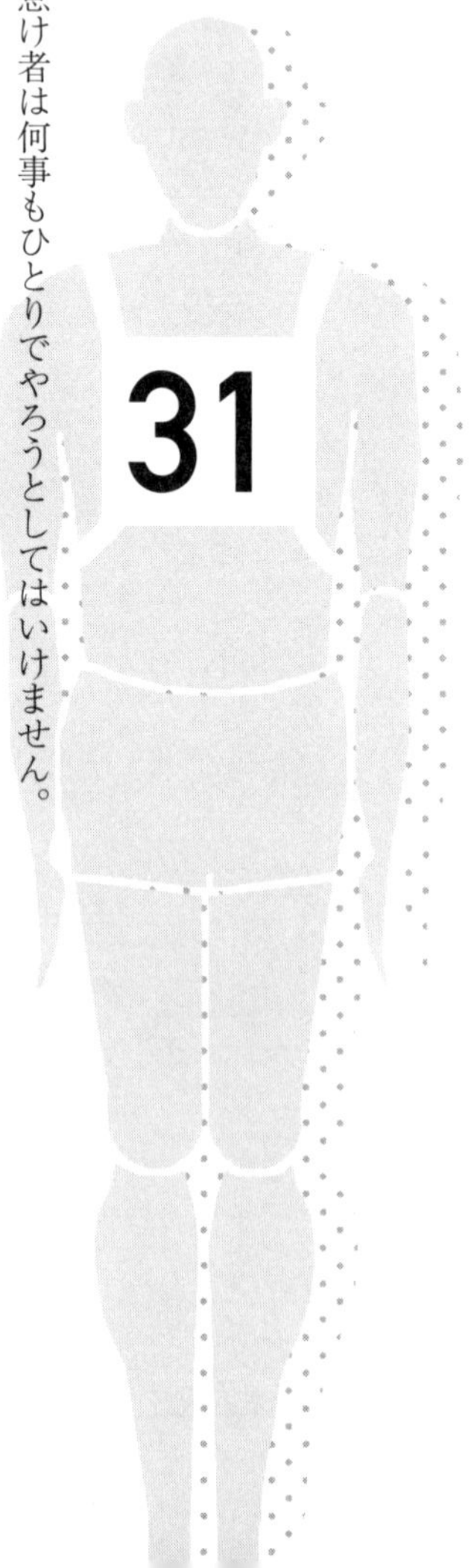


怠け者は何事もひとりでやろうとしてはいけません。

わたしは以前、ダイエットを仲間と一緒に始めて成功させました。名づけて「レポーティング・ダイエット」。食べたものを記録して、一年間で50kgの減量に成功した岡田斗司夫さんの「レコーディング・ダイエット」というメソッドが一時期流行りましたが、それとはやや異なります。たしかにレコーディング・ダイエットは良い方法ですが、わたしはひとりだと食事の記録も続きません。そこで友人の泉正人さん（日本ファイナンシャルアカデミー代表）を「一緒にダイエットしよう」と誘い、食べたものと体重の変化をメールでレポートし合うことにしたのです。

レポートが義務になると、自分の都合で食事の記録はやめられません。泉さんのレポートを読むと頑張っているのがわかるし、向こうが調子よく痩せていたら、こちらも頑張ろうという

気になります。そしてメールのCCでパーソナルトレーナーにも互いにレポートして、

「もっとこういう運動を入れたほうがいいですよ」

「栄養が足りないからこんなものを食べてください」

といったアドバイスをもらいました。

「おう、頑張っているな」という感じで励まし合いながら3か月続けて、ふたりとも見事に目標達成。わたしは73kgから64kgへ、9kg減量できました。

じつは、目標が達成できずにどちらかが負けた場合の罰ゲームも用意していました。罰ゲームは結構過激で、負けると大変な出費になるので、互いに必死になります。実際に負けたほうが行ったかどうかは別として、罰ゲームがあるだけで気分的に盛り上がりました。

レコーディング・ダイエットもひとりだと途中でイヤになり、自然消滅した可能性が高い。他人を絡めることで続けられるといういい例だと思います。

いまは、夕飯で炭水化物を食べないというルールを決めています。このルールが守れたら「○」、炭水化物を食べたら「×」をつける。それを記録するだけでも、食生活をきちんとしようという意識づけになります。

# 32 成果が見えているか

カラダマネジメントを継続させるには、成果がはっきり見えるようにすることも重要です。

学校の体育会系の部活なら、サボッて先輩や先生に怒られないように、イヤでも真面目にトレーニングします。

でも、大人のトレーニングはサボッても誰かに怒られるわけではないので、どこかで飽きて続ける意欲が低下する瞬間があります。とくに練習時間が長くなるマラソンやトライアスロンのトレーニングではその傾向が強くなります。

そこで**大事なのは、具体的な目標を作ること**。レースを決めて順位を上げるとか、タイムを３か月で何秒縮めるとか、トレーニングの目的を明確にするのです。

こう考えると、トライアスロンがいま経営者の間で流行っている理由も、納得できると思います。目標を立ててそのための努力をしながら自分を磨くという過程には、ビジネスにも通じる面白さがあるのです。

わたしたちのトライアスロンチームでは、冬のオフシーズンのうちに、シーズンに入ってからの予定を全部先に決めてしまいます。参加する大会はこの半年で5、6回。チームメンバー全員が「オレ、これとこれに出る」と最初に宣言してしまいます。

そうすると参加しないわけにはいかないし、出るからには自己ベストを更新したいので、レースに向けてトレーニングをする意欲が湧いてきます。

わたしは目標がないとだらだらする性格なので、年13回レースに出ると宣言しています。ほぼ1か月に1レース出るわけですから、自然にトレーニングが習慣になります。練習の量も質も上がるので、順位やタイムも目に見えてよくなります。するとさらに頑張る意欲が出てくるという、いいスパイラルに入れるのです。

そこまで頻繁にレースに出られない人は、距離やコースを決めてタイムを取ってみましょう。それから期限を自分で決めて、タイムをどこまで縮められるかを考える。そうするとトレーニング法を工夫するようになり、成果に結びつくと自分の成長ぶりがわかって嬉しくなります。それがいいスパイラルへの入り口なのです。

# 変化が自覚できているか

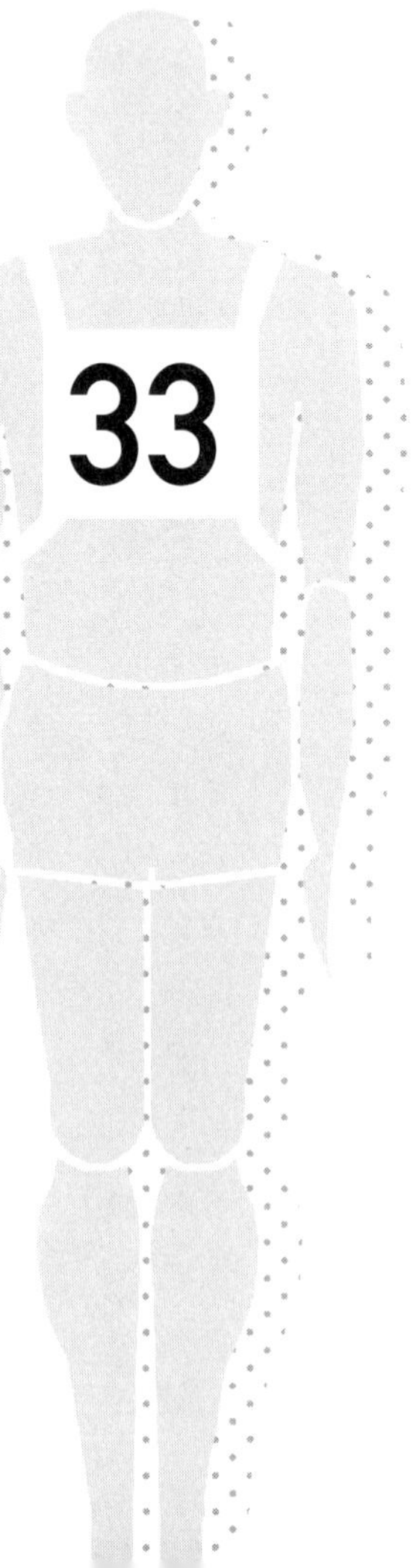


物事を自信を持って続けるには、「これをこうした結果、うまくいった」という勝利の方程式のようなものが必要です。その前提となるのは、努力に対する成果・リターンとの関係を明確にすることです。そこで必要なのが、記録という習慣。

ダイエットが続けられるのは、体重を記録して変化がはっきりわかるから。食生活をどう変えると、どのくらいの期間でこれくらい痩せられると目算が立てられるので、それまで頑張ろうという気になります。

小学生時代、夏休みに毎朝早起きしてラジオ体操に行った経験がある人もいるでしょう。はじめは嫌々行っていたのに、出席カードにスタンプが押してもらえるから、そのうち行くのが楽しみになってくる。スタンプが増えていくという変化が、はっきり自覚できるので、やる気につながるわけです。

大人でもやる気が出るメカニズムは同じ。スタンプの代わりに、ダイエットなら食べたもの、トレーニングならタイムやレースの順位などを手帳やカレンダーに記録していきます。すると変化が明確になって意欲が湧いてきます。

わたしはカラダに関係するものをすべて記録しています。食べたもの、体重、体脂肪率、ウエストサイズ……。最近は安静時の脈拍数も、起床時に毎朝ベッドで測ってレコーディングしています。変化を記録すること自体、ラジオ体操の出席カードの原理で習慣化につながるし、体調の変化に早めに気づくきっかけにもなります。

体重や体脂肪率が増えてきたら「そろそろダイエットしなきゃ」と食生活を見直す契機になるし、安静時の脈拍数が上がってきたら「疲れがまだ取れていないのかな」と睡眠を意識的に多く取るようになります。

健康診断や人間ドックも毎年同じ時期に行うと、記録が比較できて病気の予防になります。わたしはいま、自分の誕生日の近辺に人間ドックを受けています。会社員なら、会社が予定を決めてくれますから、そのとき毎年定期的に受ければいいのです。

その意味では、**記録の習慣は、カラダマネジメント思考のもっとも基本的なスキル**です。

# やりやすい環境を作る

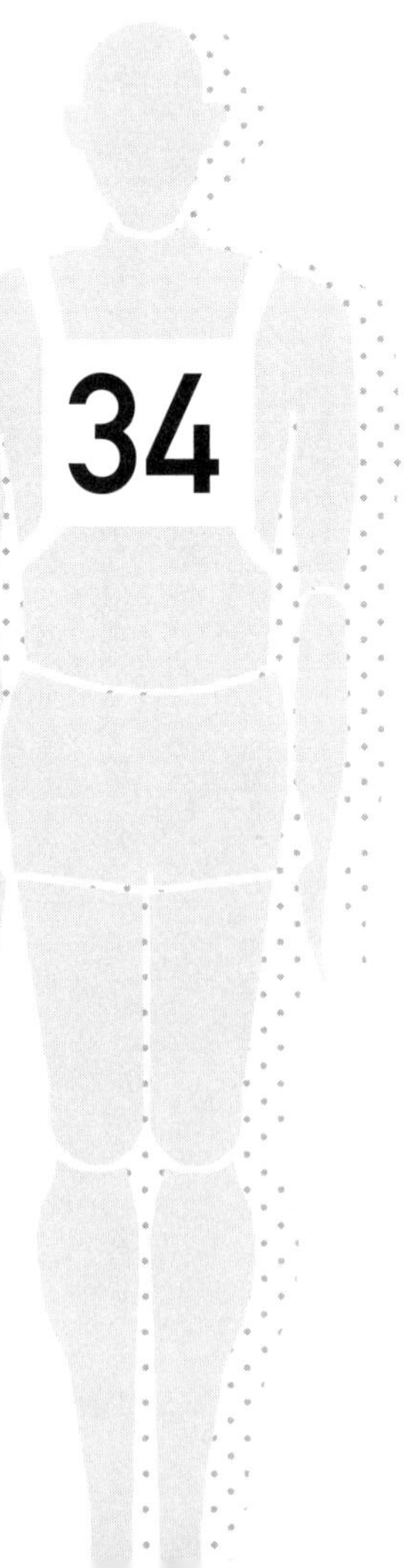


必要な書類や資料がすぐに出せないような乱雑なデスクでは、仕事の能率は上がらないし、そもそも仕事をする気にもなれません。同様に**トレーニングも、できるだけ始めやすい環境を日頃から作っておくべき**です。

自転車のトレーニングをするのに、預けてあるレンタル倉庫まで行かないと始められないようでは、その時点で面倒くさくなってテンションが下がります。ジムも、何回も電車を乗り換えないとたどり着けないような遠方にあったら、通うのが億劫になります。トレーニングが続くか続かないかは、いかに運動しやすい環境を整えておくかが大きく影響するのです。

わたしは面倒くさがり屋なので、自転車は日本では家の中に置いてあり、いつでも乗れるようにセッティングしてあります。ハワイでは玄関先に置いてあり、すぐにクルマに積んで出かけられるようにしています。クルマには、シューズやゴーグルやキャップも入れてあり、好きなときに走ったり泳いだりできる環境を整えています。

ハワイの家では、バランスボールやバランスディスクも、リビングルームに置きっぱなしになっています。否が応でも目に入るので、暇があるとテレビを観ながらトレーニングをしたりします。これが、押し入れから出して、空気を入れるところから始めないといけないようでは、「ま、いっか」となりかねません。

ランニングをする人なら、シューズをシューズクローゼットに入れずに、いつでも走れるように出して紐を緩めて並べておきます。毎回シューズクローゼットからシューズを探さないといけないような状況では、その時点でやる気が萎《な》えてしまいます。ウエアも出しておけば、朝起きてそれに着替えるだけですぐに走り出せます。

ジムに通うなら、自宅かオフィスからアクセスしやすいところをチョイス。個人ロッカーを契約して、シューズやアメニティを入れておきます。ウエアやタオルはレンタルできるので、そうすると手ぶらでもトレーニングできます。かさ張るシューズやアメニティをバッグに入れて持ち歩く面倒もありません。面倒くさがり屋の人こそ、普段からトレーニングしやすい環境を作るように心がけるといいと思います。

# やりやすい場所をセレクトする

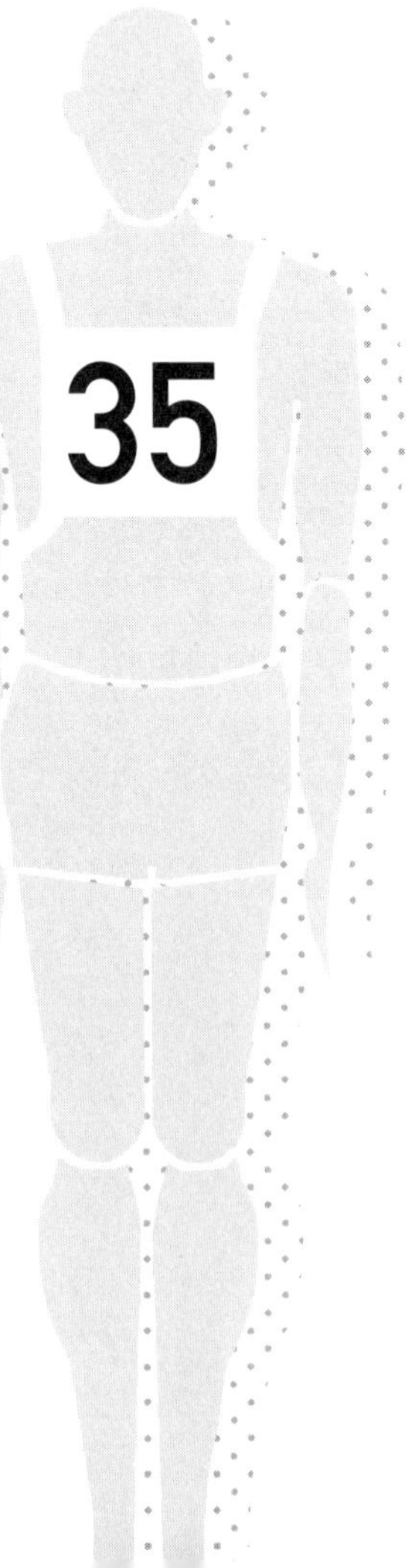


ハワイに行くと、普段トレーニングしていない人でも、「ちょっと公園を走ってみようかな」という気持ちになります。先ほどの環境の話と関連しますが、やはりトレーニングはやりやすい場所でやるほうが続きやすいものです。

ランニングだったら、信号や人通りが多いところや、ビルが建ち並ぶ殺風景なオフィス街などでは走りにくいし、走っても気持ちよくありません。

景色がきれいで、人通りが少なくてスムーズに走れるホームコースを作っておくと、ランニングが続けやすくなります。可能なら、自宅の周りにそんなホームコースをいくつか用意しておいて、気分に応じてローテーションすると飽きないですね。

わたしたちのトライアスロンチームのランニングは、代々木公園、神宮外苑、皇居という3か所で行います。この3か所はいずれもすごく気持ちのいい場所ですが、さらに曜日によって

## 心地好くトレーニングできる
## ホームコースを作ろう！

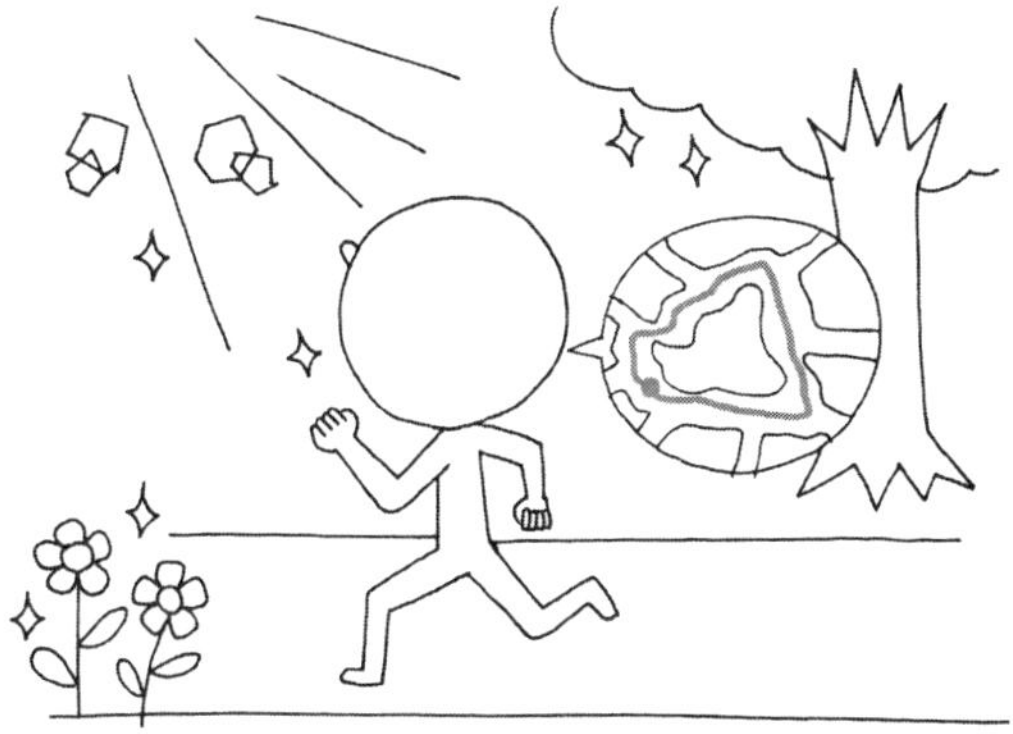

練習場所を変えて飽きないようにアクセントをつけています。

代々木公園は緑が多くて清々しいですし、神宮外苑の銀杏並木は紅葉の季節になると絶景。それを見物するために走りたくなりますし、普段は滅多に足を運ばない場所だから「いいものを見た！」とすごく得をした気分になります。

皇居は信号がないからノンストップで快調に走れますし、眺めも抜群。春になると、桜並木が一斉に開花して本当に美しいコースです。

景色を眺めるだけでも心が踊るような、**自分にとって心地好いコースを作っておくことは、トレーニングを続けるうえで、とても重要な工夫**になります。

# アクティブレストで週末を充実させる

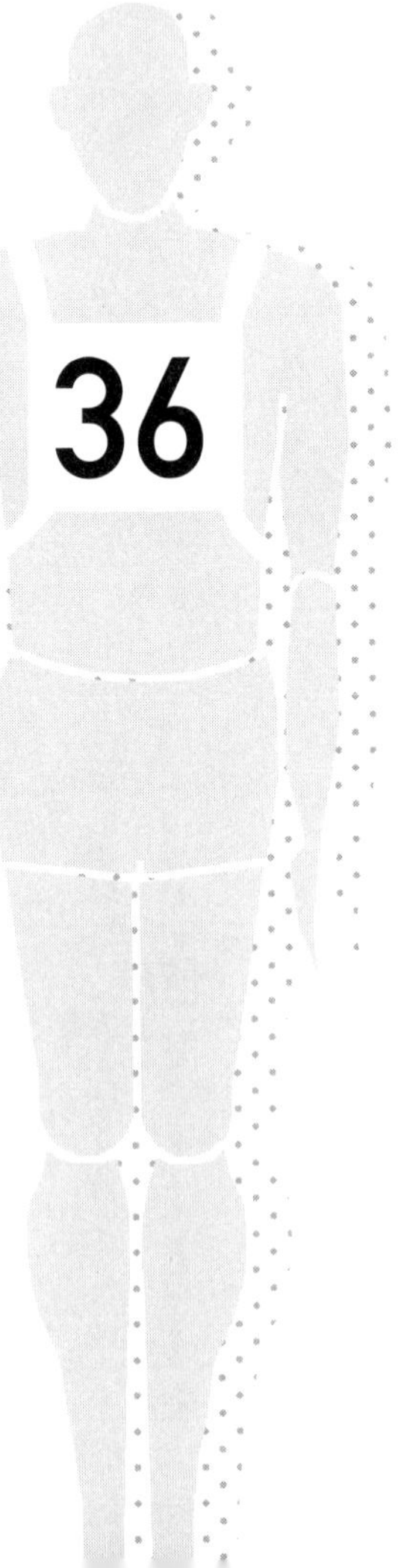


スポーツ界にはアクティブレストという言葉があります。日本語にすると「積極的休養」。カラダを軽く動かして休養効果を高める方法です。

休養＝レストというと、何もしないでカラダを休めるイメージが強いと思います。しかし、何もしないで休む完全休養よりも、軽くカラダを動かしたほうが疲れは取れやすいことがわかっています。血液循環がよくなり、疲労の原因となる老廃物や疲労物質の排泄が促されて、カラダの回復機能が高まるからです。サッカーのJリーグなどでも、かつては試合の翌日は完全休養するチームがほとんどだったようですが、いまではチームでアクアエクササイズなどの軽いトレーニングに取り組むところが増えてきました。

**アクティブレストの考え方は、ビジネスパーソンにも応用できます。**

平日は毎日深夜帰宅。残業続きで疲れたから、週末くらいは何もしないで家でゴロゴロしたいと思うのは、よく理解できます。

わたしも会社勤めをしている頃は、休日はお昼過ぎまで寝ていました。起きてうだうだしていると、あっという間に夕方が来るという感じ。寝てばかりで一日が終わり、しかも、案外疲れが取れなかったことを覚えています。

あるときこれではまずいと思い直し、週末も早起きしてジムでトレーニングをするようになりました。すると、寝ているだけよりも疲れが取れることが実感できて、以来、週末はアクティブレストでリフレッシュするのが習慣になっています。

仕事では、アスリートのようにフィジカルを酷使しているわけではありませんが、メンタルの部分にはかなりストレスがかかっています。

アクティブレストでカラダを動かすとすっきりリフレッシュできるので、何もせずゴロゴロ寝ているよりも精神的な疲れが解消されます。

「せっかくの休みにわざわざ運動なんて……」と思いがちですが、カラダを動かすことでフィジカルもメンタルもコンディションが良くなり、仕事のパフォーマンスも上がると聞けば興味が出てきませんか？

# アップテンポの音楽を用意する

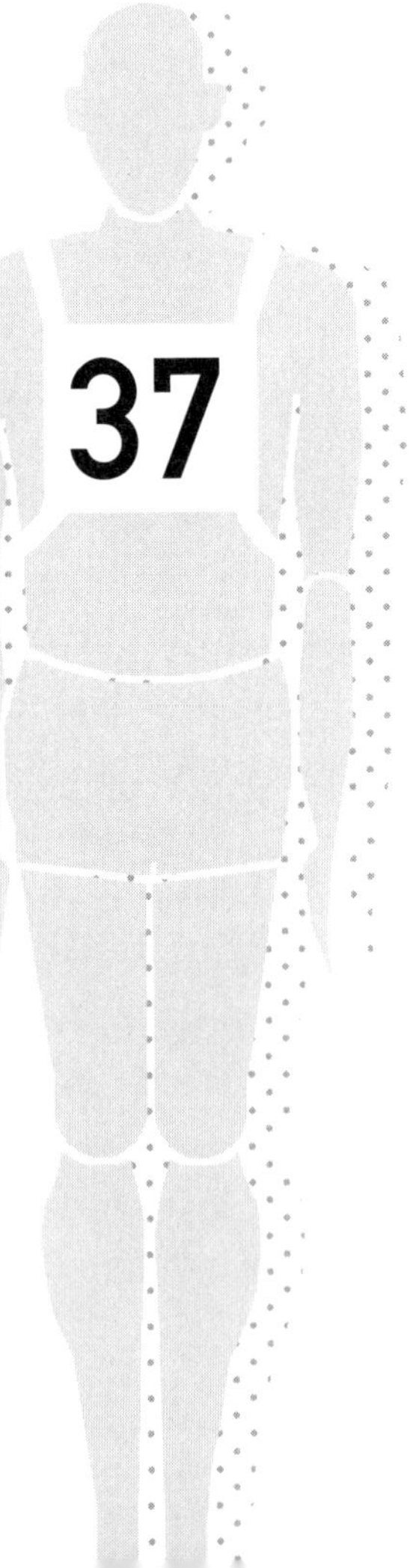


音楽は〝ヒト〟に生理的、心理的な影響を及ぼします。

わたしは昔から仕事に音楽を活用しています。本の全体の構成を考えるとき、新しいビジネスの企画を考えるとき、といった具合に、場面ごとに用意した音楽を聴くと、パフォーマンスが上がるのです。

トレーニングでもこうした音楽の生理的、心理的な効果を積極的に活用したいものです。ヨガなどはリラックス系の音楽がいいかもしれませんが、ランニングなどの有酸素運動には気分とやる気を高めるアップテンポの音楽が適していると思います。

ランニングに関しては、走るピッチ、心拍のリズム、呼吸のリズムが同期する「カップリング現象」が起こると、筋肉の収縮と伸張、着地のタイミングが流れるように連携して、効率よくラクに走れることがわかっています。そして一定のリズムの音楽を聴いて走ると、このカップリング現象が起きやすくなることを、大阪経済大学の野村国彦講師らが明らかにしています。最近は、自分のピッチに合わせてテンポを変えてくれる音楽配信サイトや携帯音楽プレーヤーも登場しています。

ジムのスタジオでのエアロビクスも、もしも音楽がなかったらあれほど人気が出るとは思えません。シーンしたスタジオで、インストラクターの「ワン、ツー！」と声が響くところを想像すると、ちょっと寂《さび》しくなりますよね。アップテンポの曲に乗ってコリオ（振り付け）に合わせて動くからこそ、爽快な気分で運動できるのです。そして、人気のあるインストラクターは、選曲のセンスも優れています。

わたしには、トレーニング中に聴く曲やレース直前に聴く曲のプレイリストがあります。それを聴くと練習効率も上がるし、パフォーマンスも上がります。「今日はいまいちやりたくないなぁ」というときも、気分が上がるアップテンポの曲を聴くと「やっぱり練習しよう」と、気分が前向きに変わります。

とくに**運動が習慣化するまでは、音楽で気分を盛り上げるのはいい方法**です。シーン別のプレイリストをｉＰｏｄなどに入れて持ち歩き、利用してみてください。

# 日々の生活に取り込み、二毛作にする

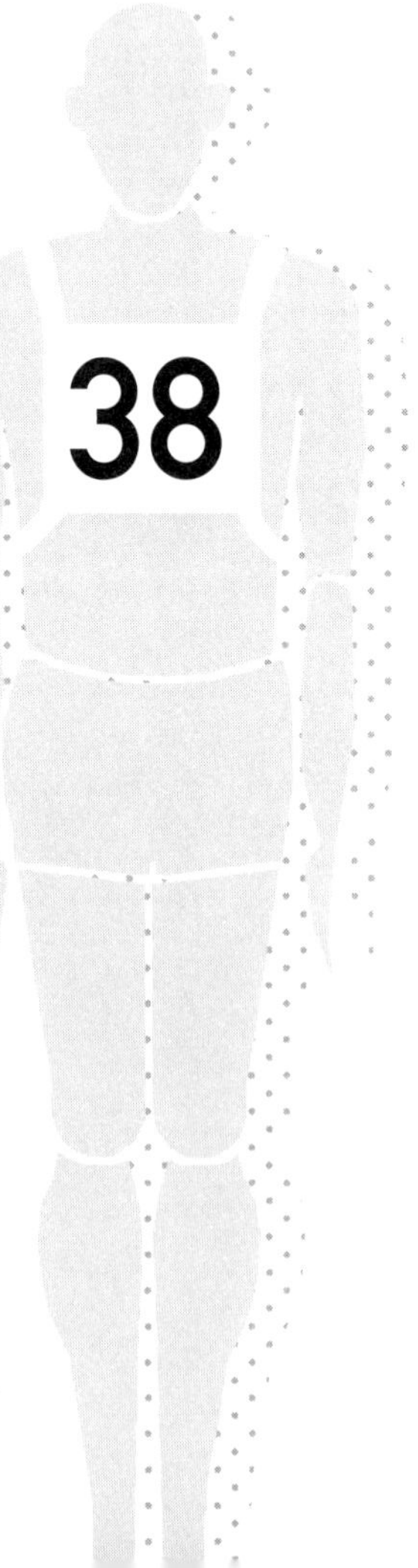


時間を決めてカラダを動かすことだけが、トレーニングではありません。トレーニングの時間が取れない日は、日常生活にうまく運動を絡めていきましょう。

よく知られている方法ですが、通勤のときにひと駅手前で降りて歩いてみると、結構な運動になります。最近ではランニングや自転車で通勤する人も増えています。会社に更衣室やシャワールームがなくても、オフィス近くのランニングステーションやバイクステーションを利用すると、汗を流してさっぱりしてから出社できます。

駅やオフィスでも、エレベータやエスカレータを使わずに、階段で移動すると決めると足腰の筋力トレーニングになります。電車ではシートに坐らずに立ち、バランストレーニングだと思ってなるべくつり革を持たずにバランスを取るようにしています。

家の中でも、歯を磨くときに爪先立ちになったり、スクワットのような中腰姿勢をキープしたりすると、下半身が鍛えられます。わたしは、ハワイでは仕事机の椅子をバランスボールにして、仕事しながらバランスを取ってインナーマッスルを鍛えています。

トレーニングは積み重ねていかないと効果が実感できません。**日常生活に運動を取り込めば自然に習慣化できますし、成果も上がりやすいもの。**まさに一石二鳥です。

避けてほしいのは「時間がないから」と決めつけて諦めてしまうこと。トレーニングは週1回しかできないとしても、それ以外の日は日常生活の中でカラダを動かす努力をしていると、体力は向上するしパフォーマンスも必ず上がります。

通勤時にひと駅分歩くくらいは誰にでも気軽にできるはずです。カラダマネジメント術で、日々の生活でカラダを動かす機会を増やしましょう。

また、海外に行くと環境が変わって頭が切り替わり、新しいことを始めたくなるものです。ハワイに行くとランニングやサーフィンがやりたくなりますし、出張先のホテルのジムが充実していれば試してみようという気になります。非日常的な空間でカラダを動かすと思わぬ発見がありますし、運動の心地好さやリフレッシュ効果に改めて気づかされます。旅先でついたトレーニング習慣を日本に持ち帰ると、トレーニングを始めるきっかけにもなります。

# 時間がないときにこそ始める

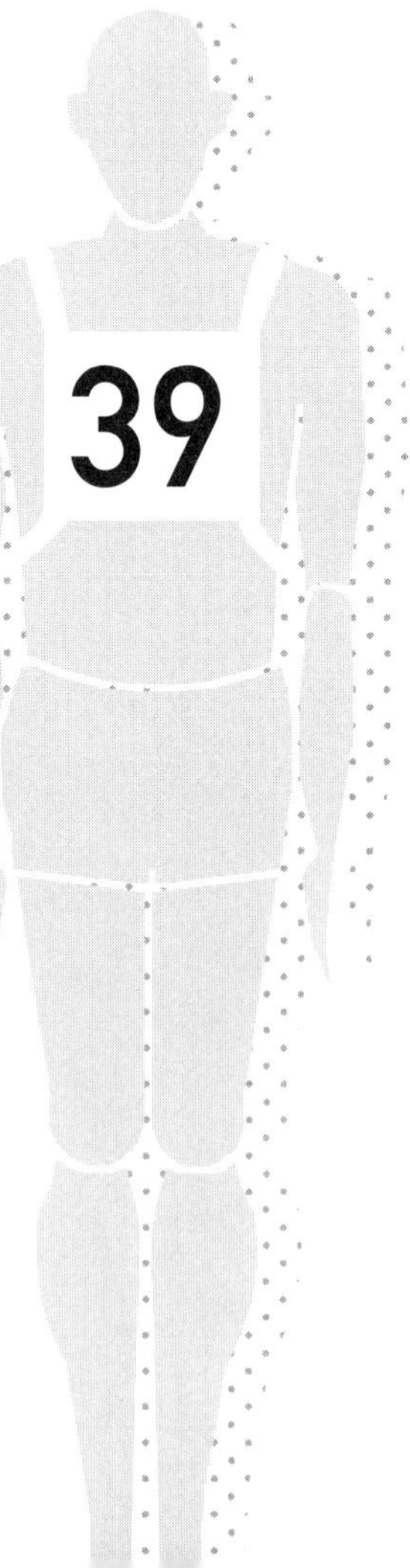


「時間がない！」と焦ると何も手につきません。しかし逆に時間がたっぷりあっても、「そのうちやればいいや」と油断してはじめの一歩がなかなか踏み出せず、結局やらないままになってしまうことが結構あります。

わかりやすい例を挙げると、小学生時代の夏休みの宿題がそうです。

１か月以上も休みがあるのに、「いつかやろう」と思っているうちに８月も終わりに近づきます。結局、最後の８月31日まで、ほとんど手つかずの状態で宿題が残ってしまいます。宿題を白紙で出す勇気もないので、いざ覚悟を決めて取りかかってみると、案外１日で片づいたりします。そんな経験、ありませんか？

ですから、**トレーニングは時間がないときに始めたほうが、夏休みの宿題方式で意外と集中できて成果が上がるケースもあります。**

## トレーニングは時間がないときにこそ始めよう！

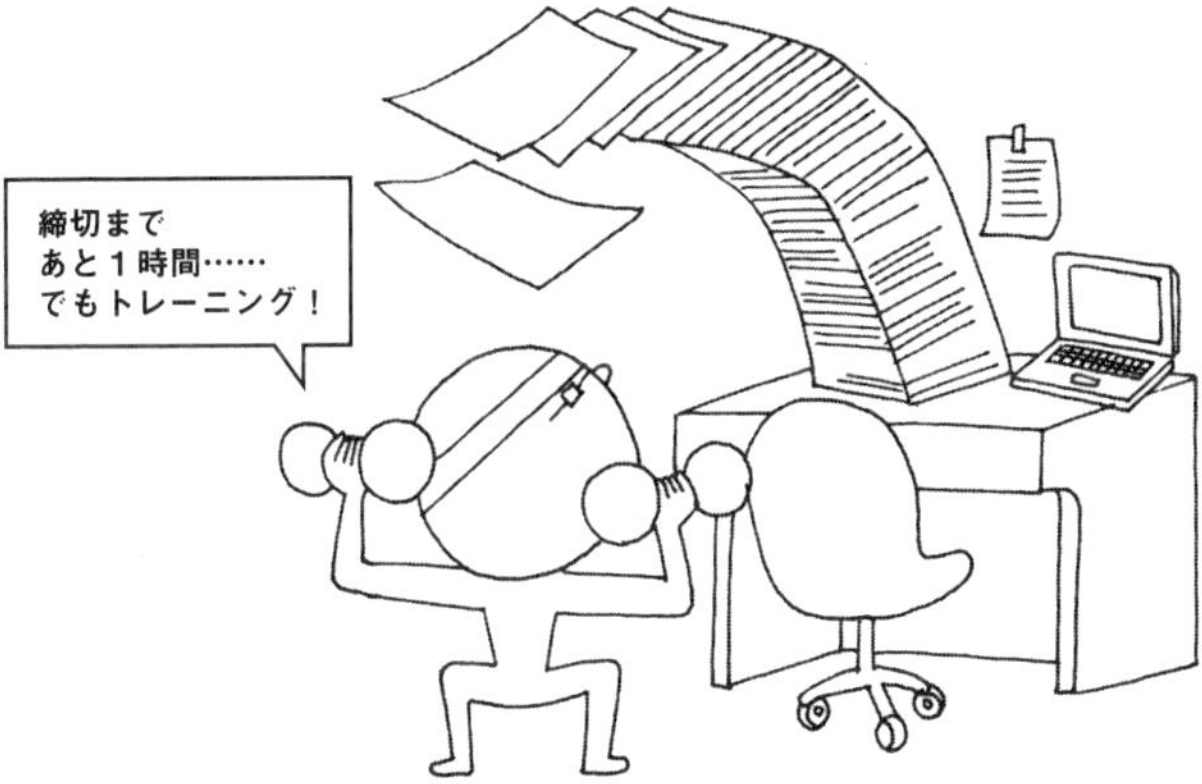


苦手な仕事も、締め切りというタイムリミットがあるからこそ、やり遂げられます。カラダマネジメントも「いつかやればいい」では「いつか」は永遠に巡ってきません。きっかけがないことを言い訳にするのは止めましょう。「もう忙しくてトレーニングの時間なんかない！」と思っているときにこそ、30分でもいいからカラダを動かしてみましょう。

すると夏休みの宿題を1日で片づけると決めたときのような高揚感で、意外に集中して良いトレーニングができる場合もあります。それがカラダマネジメントの習慣化に結びつきますし、日常生活においてそれは限られた時間を有効活用する練習にもなります。

# 体重、体脂肪率、脈拍数をチェックする

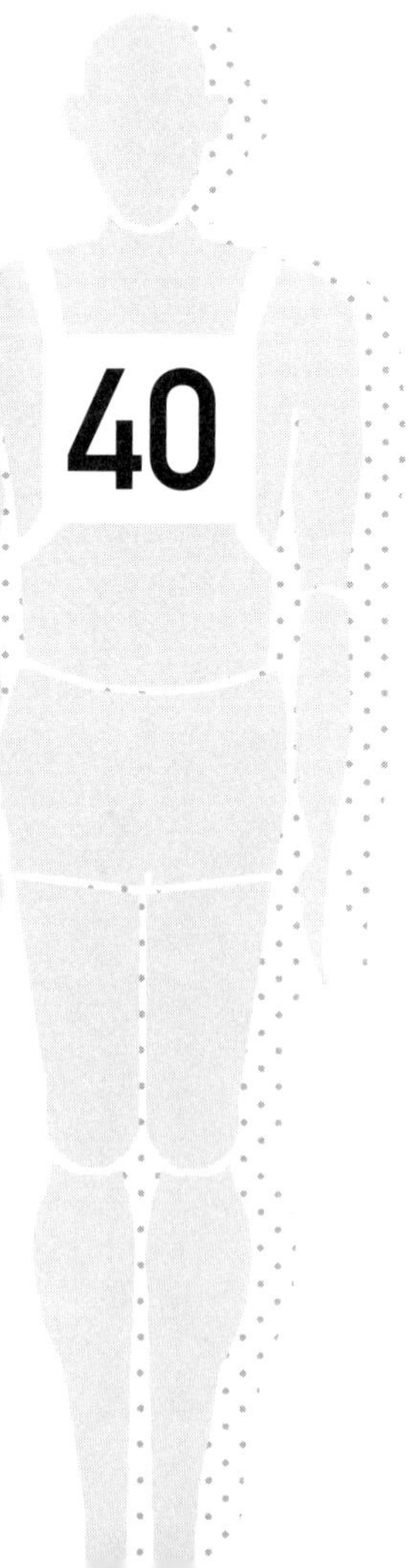


わたしは、体重と体脂肪率を毎日チェックしています。

体重と体脂肪率は日々変わります。毎日測ると「ちょっと増えたな」とすぐに変化に気づけるので、食生活の見直しなどの対策が早めに立てられます。多少の体重増なら、だいたい2、3日で調整してしまえます。

体重も体脂肪率も測っていなかったら、周りから「太ったんじゃない？」と指摘されるまで気がつかないケースも考えられます。病気の予防と同じで、体重や体脂肪率をコントロールする秘訣は、早めに変化に気づいて早めにリカバーする習慣をつけること。ですから**体重と体脂肪率のチェックは、欠かせない重要な日課**なのです。

また、昨年肺塞栓になってから、起床時の脈拍数を測るようになりました。目が覚めたらベッドに坐り、手首の内側に反対の手の指を当てて1分間脈を取るのです。普段は安定していま

すが、日によって脈拍数が急に変わることがあります。それは多くの場合、オーバートレーニングのサインです。トレーニングもやりすぎるとパフォーマンスが下がります。

とくにレースに備えて集中して練習を続けていると、自分自身ではオーバートレーニングなのかどうかの判断がつきません。その点、安静時の脈拍数をモニターして記録しておくと、その兆しが早めにキャッチできます。そしてトレーニングの量を減らしたり、休養をしっかり取ったりといった対策が早期に立てられます。オーバートレーニング以外でも、急に脈が速くなったり、遅くなったりする場合は、体調に異変が起こっているサインかもしれません。

医療現場で、命に関わる緊急事態かどうかを判断する指標として用いられるものに、バイタルサインがあります。血圧、呼吸、体温などと並び、脈拍もバイタルサインのひとつ。脈拍数を測って記録しておくと、体調不良や病気の早期発見につながります。

有酸素運動を続けていると、安静時の脈拍数がだんだん下がります。心臓が1回あたりに押し出す血液の量が増えて、心臓が拍動する回数が少なくなり、効率的に血液を循環させられるようになるからです。**脈拍数が下がると体力の向上ぶりが数字で実感できるので、トレーニング成果がわかり、継続への意欲が高まります。**

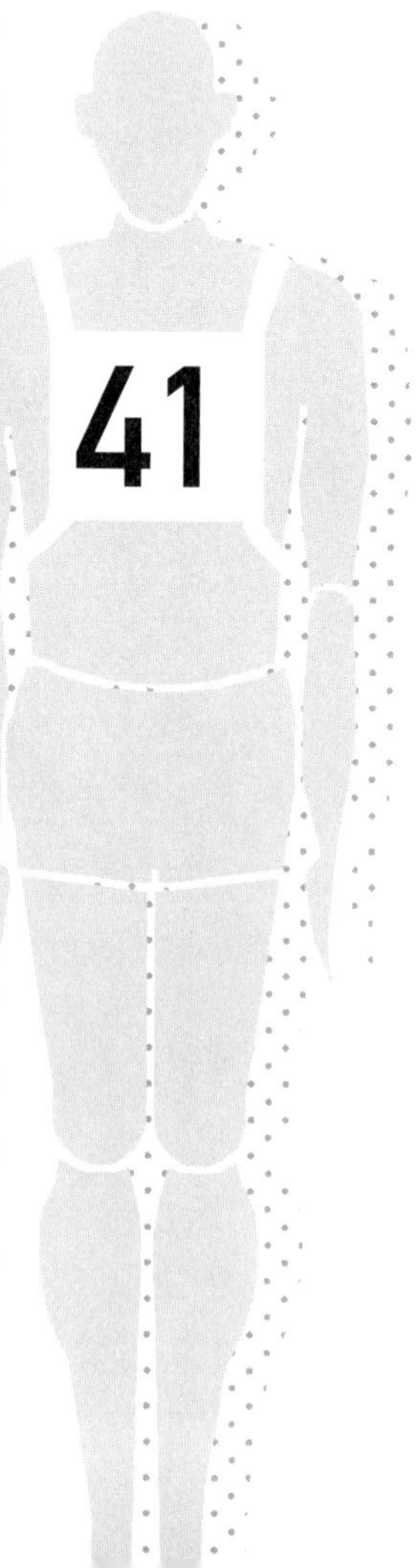


# 睡眠時間の記録と昼寝のすすめ

トレーニングでもビジネスでも欠かせないのが睡眠。眠りはカラダと脳を休める時間でもあり、さらに脳にとっては、日中に入力した記憶やデータを整理してまとめる貴重な情報処理の時間でもあります。運動でも仕事でも、睡眠が足りないと、フィジカルにもメンタルにも疲労が溜まり、よいパフォーマンスが発揮できなくなります。

眠りを上手にコントロールするために、わたしは就寝時間と起床時間を記録しています。こういう基礎的データがないと、睡眠が十分なのか、不足しているのか、客観的に判断できなくなります。睡眠時間が短い日が続くと「疲れが抜けないと困る」と思い、タイムマネジメントを工夫して睡眠時間を増やします。

わたしは、太陽が昇ると自然に目が覚めます。寝室は、外の明るさの変化がわかるカーテンにしていますから、日が長い夏は起床時間が早く、日が短い冬は遅くなります。ただ、前日どんな時間に寝ても、日の出の時間が来ると自然に目が覚めます。この習慣がついたのは30代からで、以来、目覚ましをかけて寝たことはありません。逆に、目覚ましが必要になるのは昼寝のとき。わたしは毎日15～30分ほど昼寝をします。体内時計の働きで、〝ヒト〟は午後1～2時前後になると眠くなります。遺伝子レベルで調節されているらしいのですが、眠いときに無理して起きていても能率が下がるだけ。逆に短時間でも昼寝を入れると頭がすっきりして集中力が高まります。昼寝は寝すぎないのがポイント。30分以上眠ると、脳が深い睡眠に入ってしまい、起きたときにしばらくボーッと寝ぼけた状態になります。

午後いつもより気合いを入れて仕事をしたいときは、昼寝の前にコーヒーを飲みます。コーヒーに含まれるカフェインには脳を興奮させる働きがあります。カフェインは飲んで30分ほどしてから効き始めるので、昼寝直後の目覚ましに最適なのです。

わたしは午後1～2時はアポイントを入れないようにして、オフィスのソファで目覚ましをかけて昼寝をします。会社勤めの人でも、ランチ後に空いている会議室などで昼寝はできると思います。早起きと昼寝の組み合わせで、頭もカラダもすっきりして一日が自分のペースで順調に過ごせます。**睡眠のコントロールもカラダマネジメントの重要なスキル**なのです。

# Method-04

# 大人の効率的トレーニング術

カラダマネジメントに根性論は不要。
お金もあり、知性も経験も
それなりにあるのだから、
合理的で効率的な
トレーニング法を身につけたい。

# トレーニングの流れを知る

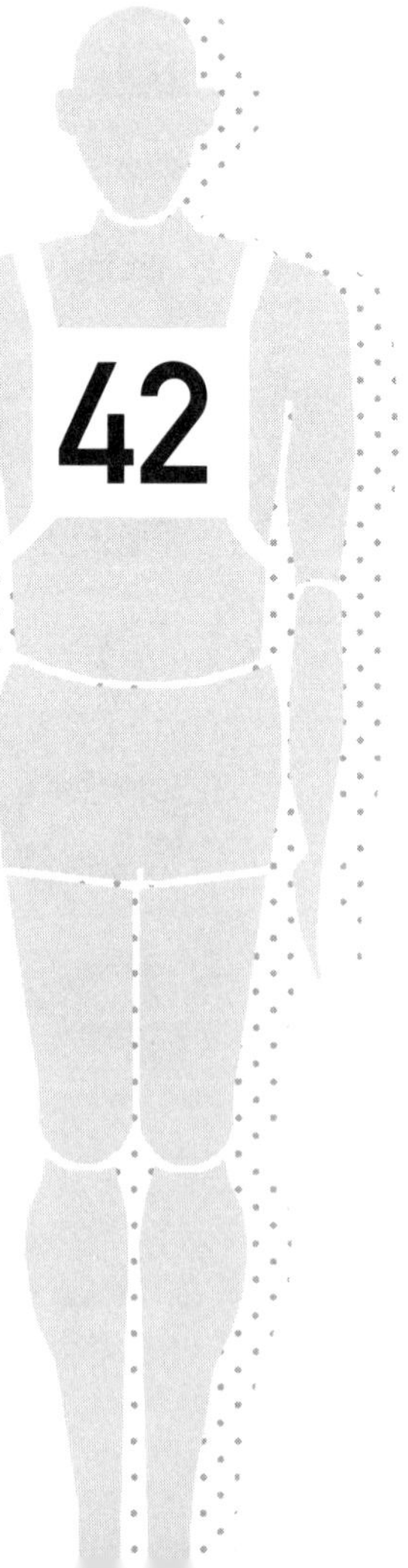


若いときは、仕事でもトレーニングでもやりながら覚えるというスタイルが多いと思います。しかし時間が限られている大人は、効率的にトレーニングすべきです。

その前提として、トレーニングの全体的なフローを順序よく把握することが大切。はじめに、あらゆるトレーニングの基本となるフォームの獲得に必要な、次の5つのステップを頭に入れてください。

**知識インプット→実践→フィードバック→修正→トレーニング→元に戻る……。**

まずは競技ごとに相応《ふさわ》しいフォームの知識を専門書やネット経由でインプットします。知識を得たら、次にそれを実践してみます。それをトレーナーやアドバイザーに見てもらい、フィードバックをもらってフォームや姿勢をチェックします。

フィードバックを元にフォームを修正して、ちゃんとフォームが固まってから本格的にトレーニングを開始。体力や技術のレベルが一段階上がったら、また最初に戻って知識のインプットからリスタートします。このサイクルを繰り返していくと、無駄な努力をしなくて済むようになります。

このフローを無視して、間違ったフォームでいくら練習しても、ランニングでもゴルフでも成果は上がりません。一生懸命やり続けてもうまくならないので、やがてトレーニングの意欲が低下してしまいます。

予備知識もなく闇雲にトレーニングを始めるのは、近道に見えて、じつは遠回り。たとえばダイエットでも、自分に合う方法で始めないと失敗します。「炭水化物を抜くとやせるらしい」とあやふやな情報に飛びついて減量を始めると、結局失敗してリバウンドしたりします。さまざまな情報を集めて知識として整理して、何が自分にいちばんフィットする方法なのかを篩《ふるい》にかけるのが先決なのです。ですから、最初は知識のインプットからスタートするのです。

練習を続けるには、長期的なトレーニングプランを立てることも必要です。何もプランを持たずにトレーニングをするのは、海図を持たずに航海に出るようなもの。目的とするゴールになかなかたどり着けません。

最適のプランを見つけるフローにも、やはり5つのステップがあります。

## 知識インプット→プラン→トレーニング→結果→修正→最初に戻る……。

はじめに、週何回、どのくらいの時間、トレーニングすべきかという知識を、専門書やネットから集めてインプットします。その情報に基づき、自分のライフスタイルに合わせてプランを作ります。「平日は火曜と金曜に朝1時間ずつ、週末は土日どちらかに2時間」といったプランニングするのです。

そのプランに従って実際にトレーニングをしたら、レースに出たり、タイムの変化を分析したりして、結果を評価します。思ったように成果が出ない場合は、トレーニングの時間や頻度

## ふたつのトレーニングシステムを覚えよう！

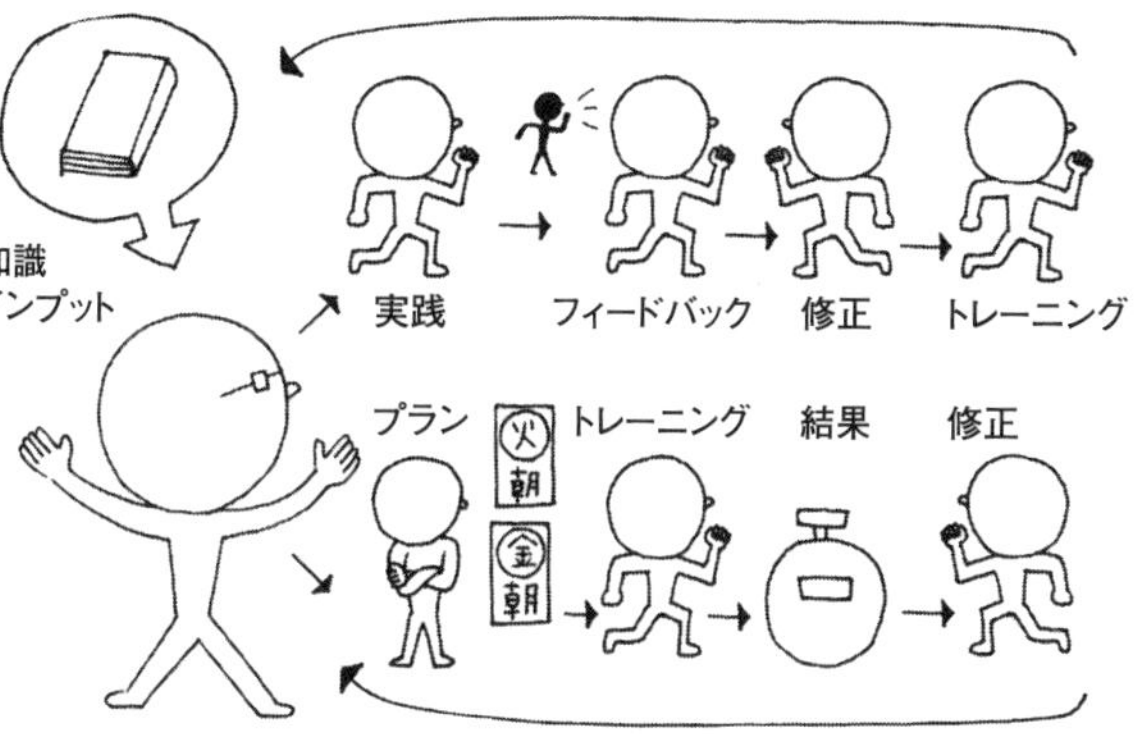


を増やしたり、練習法を見直したりして修正します。そして次のステージに行くときは、再び知識のインプットから始めるのです。

このふたつの流れを覚えておくと、無駄なく効率的に鍛えられるので、時間がない大人でもカラダを変えたり、いいパフォーマンスを出したりすることが可能になります。

スポーツ選手は、みんな当たり前のようにこのようなシステムでトレーニングしています。素人にはアスリートレベルのパフォーマンスまでは必要ないかもしれませんが、多くのアスリートが試して効果を上げている方法を上手に取り入れて、トレーニング効率を上げていきましょう。

# 大人はカラダではなく頭を使う

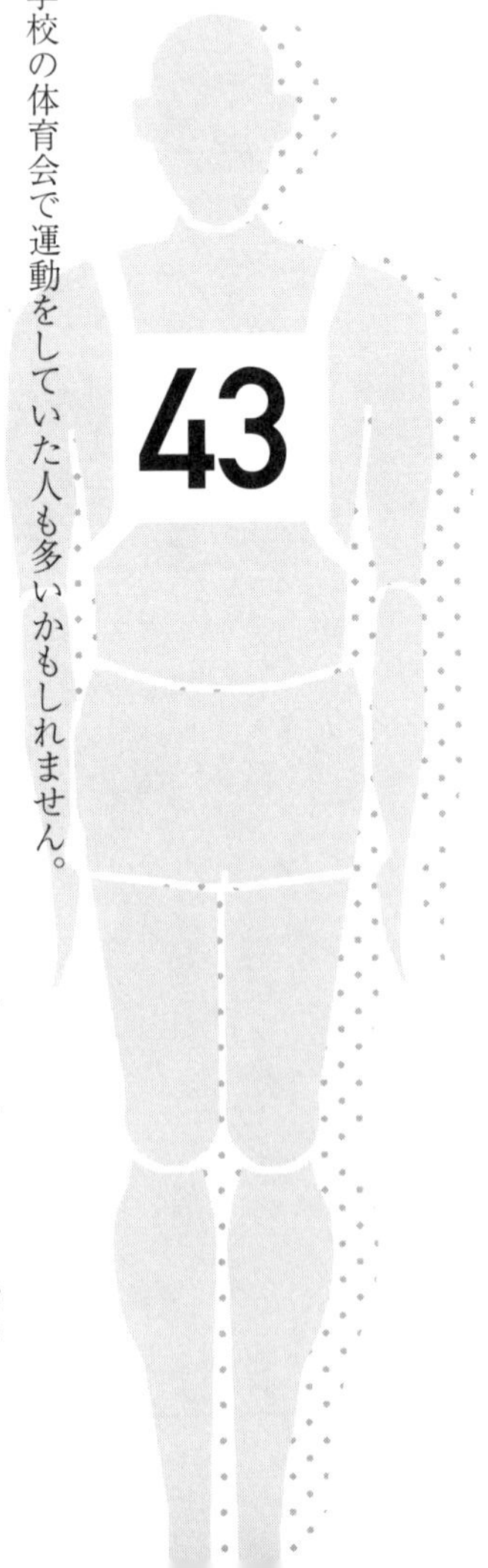


学校の体育会で運動をしていた人も多いかもしれません。

そういう「元体育会系」の人が、社会人になってから改めてカラダマネジメントを始めるときには、とくに注意が必要です。

時間も体力もたっぷりある学生時代と違って、時間にも体力にも制限がある30代ではトレーニングのコンセプトを土台から変えるべきだからです。

10代なら何も考えずに、無我夢中で努力すれば、ある程度結果が得られます。

でも30代になって仕事も忙しいとなると、1日何時間も練習するわけには行きません。疲労からリカバリーする能力も低下しているので、練習量を増やしすぎるとオーバートレーニングになって体調を崩す危険もあります。

運動から長年遠ざかっているのに「昔陸上部だったから」と、子どもの運動会に飛び入り参加して全力疾走した挙げ句、ゴール前でアキレス腱を切ったり肉離れを起こしたりするケースも少なくありません。

かつてスポーツで頑張っていた人に限って、何も考えずになりふり構わず練習していた頃の悪いクセが残っています。昔の成功体験に頼り、トレーニング法を工夫しないでひたすら練習しても、思うような効果は出てきません。カラダの外側も内側も、10代のころとは様変わりしているからです。

30代がまず使うべきは、カラダではなく頭。**時間と体力を効率的に活用して、最小限の努力で最大の成果が上がる工夫をして**ください。

むしろ大人になってからスポーツを始めた人のほうが、余計な過去の成功体験がない分、まっさらな気持ちでトレーニングに向き合えます。経験のない自分が、限られた時間の中で何をすべきかを謙虚に考えるので、経験者よりもランニングやスイムのタイムがどんどん伸びることもよくあります。

ですから、学生時代に運動していなかった人でも、ぜひ自信を持ってトレーニングを始めてください。

# 体力の現状を知る

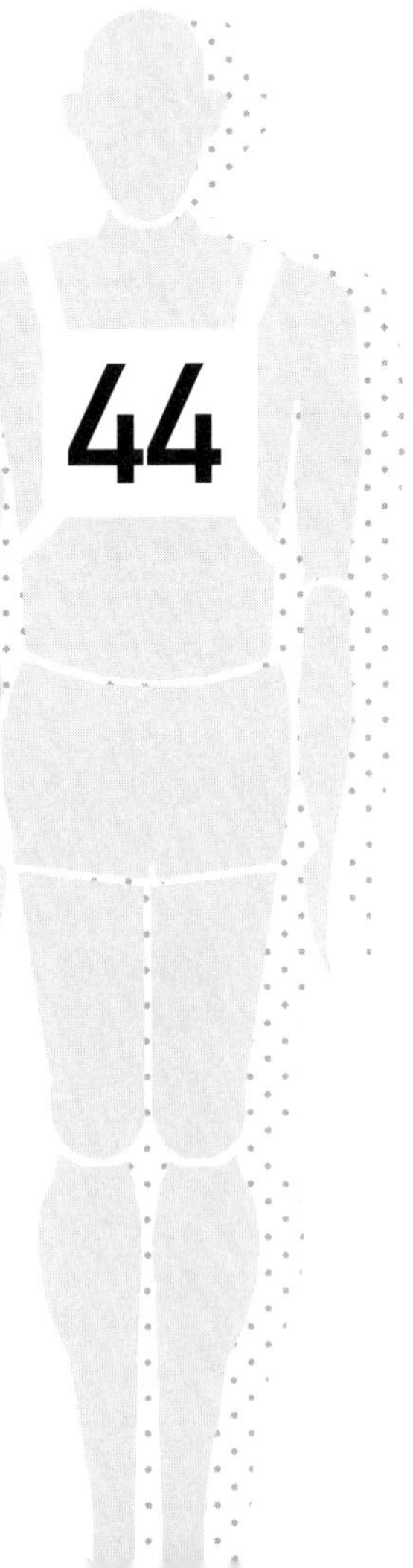


大人がトレーニングを始める前に必ずやるべきことがあります。それは**自分の体力の現状をできるだけ科学的に把握する**ことです。

最近はスポーツ科学が進み、体力の現状が格段に詳しくわかるようになりました。かつてならオリンピックの代表選手とか、プロのアスリートしか受けられなかったような測定が、一般人でも気軽に受けられるようになってきたのです。

たとえば、ランニングやバイクなどの有酸素運動の大切な指標に、**最大酸素摂取量（$\dot{V}O_2$max）**と**無酸素性作業閾値《いきち》（AT）**があります。

長時間続ける有酸素運動では、筋肉に酸素を取り込んでスムーズにエネルギーを生み出し続ける必要があります。この能力を全身持久力といいます。わかりやすく言うならスタミナのこと。その全身持久力の物差しのひとつが、最大酸素摂取量。体重1kgあたり、1分間に、どのくらいの酸素が体内に取り込めるかを表したものです。

最大酸素摂取量がわかると、同年代の平均値と比べて自分の全身持久力が優れているのか、劣っているのかが判定できます。劣っているとわかったら「少しずつ無理なくやろう」と理解できるので、自分のペースで練習が始められます。

有酸素運動で強度を上げていくと、酸素の取り込みが追いつかなくなり（いわゆる無酸素状態）、エネルギーを作ったあとに出る乳酸などの代謝物が血中に溜まります。すると、エネルギー代謝の効率が極端に落ちます。このような、有酸素運動と無酸素運動の境目がATです。ATぎりぎりで運動をすると、理論的にはもっとも速く長い運動が続けられます。ATがわかると、体力に合った有酸素運動の適正なペースがわかり、フルマラソンのタイムが予想できたりもします。

最大酸素摂取量は、呼気を調べるマスクをつけてトレッドミル（ランニングマシン）を全力で走り、計測します。昔は大学の研究室レベルでしか計測できませんでしたが、いまでは一般向けの公共スポーツ施設（たとえば東京体育館。P155参照）などでも測ってくれるようになりました。ATについては「アシックス・ランニングラボ東京」（P155参照）でも測ることができます。

わたしは、「アシックス・ランニングラボ東京」でＡＴを測ってから、走りが変わりました。それまで走るのがあまり好きではなかったので、少しでも息苦しくなると「もうダメだ。これ以上ペースを上げちゃダメだ」と抑えていました。しかし、ＡＴを測ってみたら、予想よりも限界値が高かった。ペースにして１㎞４分53秒ほどで、いつも走っている速度よりもずいぶん速かったのです。理論上は、フルマラソンを３時間30分で完走できるペースです。これで気持ちが一気にラクになりました。

有酸素運動では、体力以上に、「自分の限界はこれくらい」という心理的な閾値がモノを言います。初心者や苦手意識がある人は、閾値が低すぎることが多いもの。客観的な体力レベルがわかると「オレはもっとできる」と思えるので、安心してスピードアップすることができます。以来、ペースを徐々にＡＴに近づけるようにしました。全身持久力の向上には、ＡＴよりもちょっと速いタイムでトレーニングするのが効果的なので、ＡＴがわかるとトレーニング効率が一気に高まります。

筋力トレーニングを始めるときも、最初はトレーナーについて筋力を測定してもらうところからスタートさせてください。

筋肉を大きくするには、連続して8～12回しか上げられない負荷（8～12RM［repetition maximum］）で、限界まで8～12回行うのが最適です。これを60～90秒のインターバルを入れながら3セットほど続けます。

8～12RMはバーベルを持った瞬間「ちょっと無理かも」と思うくらいの重さ。ひとりでトレーニングしていると、それよりも軽めの負荷でトレーニングしがちです。負荷が低すぎると、本人は一生懸命やっているつもりでも効果が上がらないので、やる気が低下します。そうなる前に、自分にとって最適な負荷をトレーナーに測定してもらう必要があります。

トレーニングが習慣になったら、健康診断のように年1回くらいは定期的に体力測定をしてみましょう。体力の変化がわかります。わたしは、トレーニングによる自分の成長ぶりがわかるので、年1回の体力測定を楽しみにしています。

つねに体力の現状を把握していると無理をしなくなりますし、思ったようにカラダや体力が変化しないなら「やり方を変えなきゃ」と気づくきっかけにもなります。結果的にいつも適切なトレーニングができるので、ケガもなく成果が上げられるのです。

# 心拍トレーニングをする

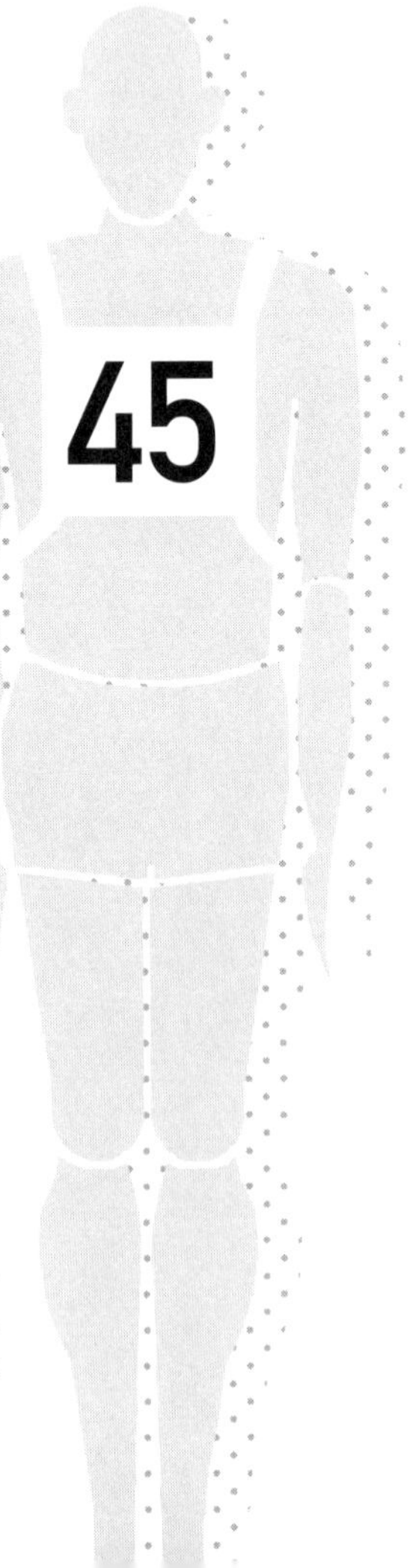


ＩＴ技術の進歩で、ひと昔前なら一部のアスリートしか使えなかったようなグッズが手軽に使えるようになりました。

なかでも有酸素運動のトレーニングの効率化を手助けしてくれるのが、心拍計（ハートトレイトモニター）。胸に巻いたベルト型のトランスミッターで心拍数を測り、手首に着けた時計型のレシーバーにリアルタイムに転送してくれる装置です。

心拍計では、走行距離、ペース、消費カロリーなどもわかります。データはパソコンに転送して保存・管理ができるので、変化がわかり、練習プランを立てたり、修正したりするときに重宝します。わたしは、心拍計が手元にないと、ランもバイクも練習する気になりません。

心拍計を使う最大のメリットは、自分にフィットした最適のペースでトレーニングができること。たとえば、初心者ランナーにとっては１㎞７分ペースでも辛いのに、経験者なら楽に感じることでしょう。全身持久力を上げるには少し「辛い」と感じるくらいのペースでトレーニングするのが最適。経験者ならもっとスピードアップしなくてはなりません。つまり同じスピードで走っても、ランナーの体力次第で運動の強度が変わるので、ペースだけを頼りにしていると最適の負荷がかけられないのです。

それに変わってペースの客観的な指針になってくれるのが、心拍数。運動の強度が上がるほど、筋肉はより多くの血液を求めるため、心臓の1分間あたりの拍動数＝心拍数が増えます。心拍数は運動強度に比例するので、心拍数から逆に運動強度を知ることもできます。

個人差はありますが、全身持久力を上げる「辛い」ペースは、心拍数に直すと最大心拍数の70％レベル以上に相当するそうです。最大心拍数とは、その人が全力で運動したときの理論上の心拍数で、通常は「220－年齢」という公式から導きます。その**70％レベルの心拍数を計算しておいて、その心拍数を守るように心拍計で確認しながらトレーニングをしてみてください。**

心拍数をモニターしていると、無理をすることも、逆にペースを落としすぎて無駄なトレーニングをする心配もありません。長時間練習しなくても短時間で効果が上がるので、**心拍数のコントロールは大人のトレーニングの必須科目**といえます。

# テクノロジーで アウトドアもジム化する

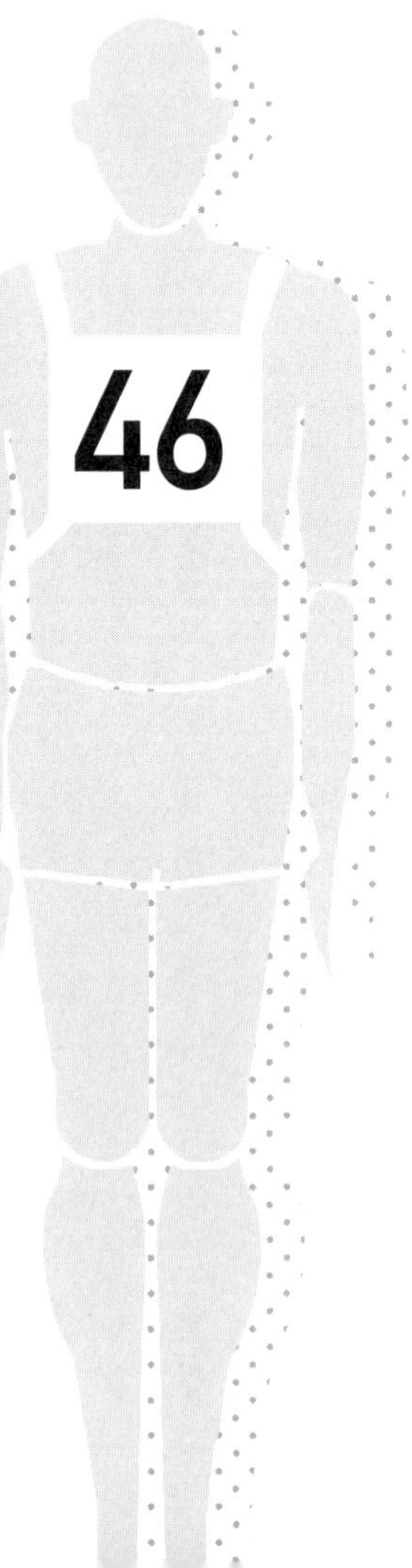


トレーニングは何か施設がないとできないと決めつけていませんか？

以前はジムの中でトレーニングするのが一般的でしたが、最近はランニングやバイクなど、屋外でトレーニングする人が増えています。

都市部ではそのための環境も徐々に整備されてきました。都心部のホテルは、世界中どこでも周囲のジョギングマップを用意してくれています。東京ではランニングステーションも増えて、どこでも気軽にランニングができる環境が整いつつあります。また、河川敷のサイクリングロードの整備も進み、屋外でも快適にトレーニングが行えるようになりました。

ビル内のジムで地道に鍛えるより、自然に囲まれた環境でカラダを動かすほうがずっと気持ちがいいものです。もちろんジムのように会費を払う必要もありません。それに外でカラダを動かしながら鍛えるほうが、ジムでダンベルやトレーニングマシンを使って鍛えるよりも、その人の骨格に合った自然な筋肉が効率よくついてきます。アウトドアでは自分の体重が負荷になるので、よりナチュラルに鍛えられるからです。

インターネットや心拍計といったテクノロジーの進歩も、アウトドアでのトレーニングをサポートしてくれるので、外でもジムのように効率的に鍛えられます。

ランニングやバイクでは、ペースを把握するためにコースの距離をあらかじめ知っておく必要があります。インターネット上の距離測定サイト（P152〜153参照）を使うと、地図上で走ったコースをなぞるだけで距離が正確にわかります。

先日、ロサンゼルスに出張したとき、現地でトレーニングしようと自転車を持っていきました。初めての場所でしたが、トレーニング前に泊まっているホテル周辺のコースをネットで探して、愛用の《ガーミン》の心拍計（P156参照）にダウンロード。わたしのモデルはGPS機能付きで、ダウンロードしたコース上のどこをいま自分が走っているかがわかるので、初めてのコースでも迷わずにトレーニングできました。

**運動はジムでするものという先入観が抜けない人は、一度アウトドアで汗を流してみてください。心地好さを実感すると、病みつきになるはず**です。

# 効率的な泳ぎ方を覚える

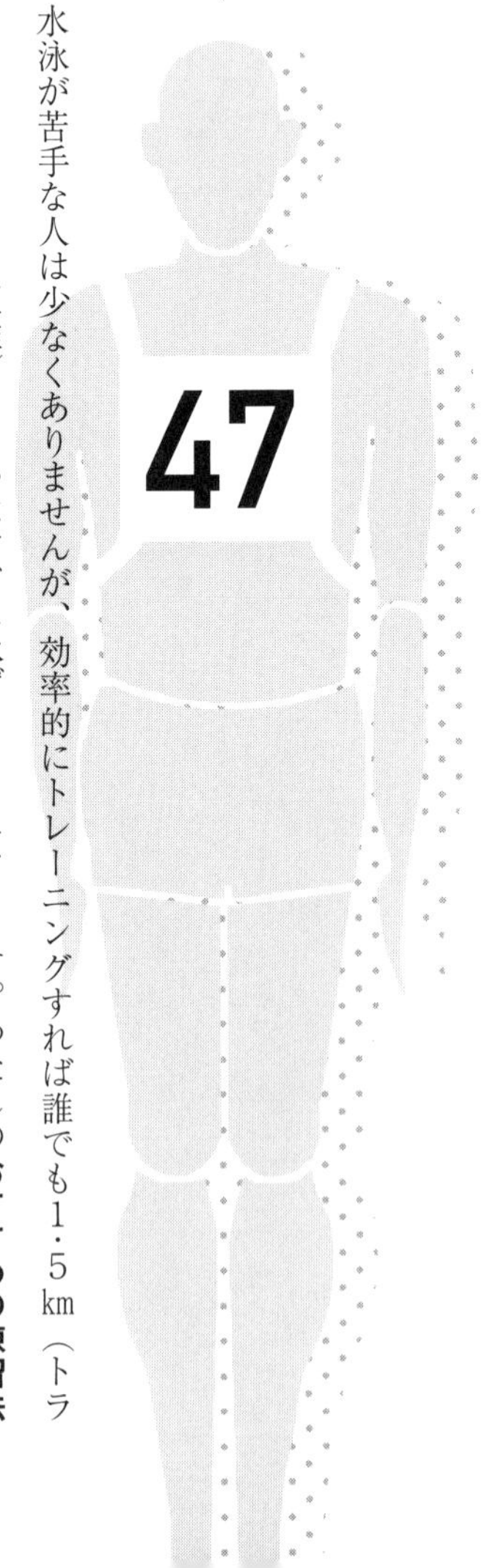


水泳が苦手な人は少なくありませんが、効率的にトレーニングすれば誰でも１・５㎞（トライアスロンのスイム距離）くらいはすぐに泳げるようになります。わたしの**おすすめの練習法は「トータル・イマージョン」。アメリカ生まれの練習法で、〝カナヅチ〟の人でもどんどん泳げるようになる恐るべきメソッド**です。ラフウォーター（海）を泳ぐとき、あるいは長距離を泳ぐのに適したトレーニング法で、ゆっくり無駄なく泳ぐ方法を教えてくれます。

江戸川区の船堀にあるスクール（Ｐ１５４参照）には、流れるプールがあり、泳いでいる人を水中水上計４か所からリアルタイムでビデオに撮影してくれます。目の前にモニターがあって、自分でフォームを確認しながら泳げるので弱点が修正しやすく、フォームが短期間にみるみる良くなるのです。

ランニングやゴルフなら自分のフォームを手軽にビデオに撮れますが、泳ぎは難しい。だから上達も遅いのです。とくに、泳ぎが下手な人は、効率の悪い動きをしたり、変なクセがついたりしています。それを言葉で「手を肩幅で入水して」とか、「入水の位置が遠すぎる」と指摘されても、自分の泳ぎがイメージできないので感覚的にピンと来ません。それが、自分でフォームを見ながら弱点を指摘されると、「ここがダメだ。肘をもっと上げなきゃ」と気づいて修正できます。子どものころから水泳に慣れ親しみ、それなりに泳ぎには自信があったわたしでも、トータル・イマージョンでかなりスイムが効率化できてタイムも上がりました。

トータル・イマージョンには、フォームを修正するためのドリルが20パターン以上用意されています。手のかき方だけのドリル、体幹のバランスを取るドリル、ブレスするときのドリルなどと細かく段階的に用意されているので、レベルに合わせてステップアップできます。

昨年までまったく泳げなかった人が、トータル・イマージョンに通ってから美しいフォームで泳いでいるのを見ると、本当にびっくりします。水泳は自転車に似ていて、一度カラダで覚えると10年後でも同じように美しく泳げます。英語のように使わないと忘れたりすることがないので、ずっと通い続ける必要がありません。これから水泳を始めようとする人は、ぜひ一度足を運んでみてください。

# プランを立てる

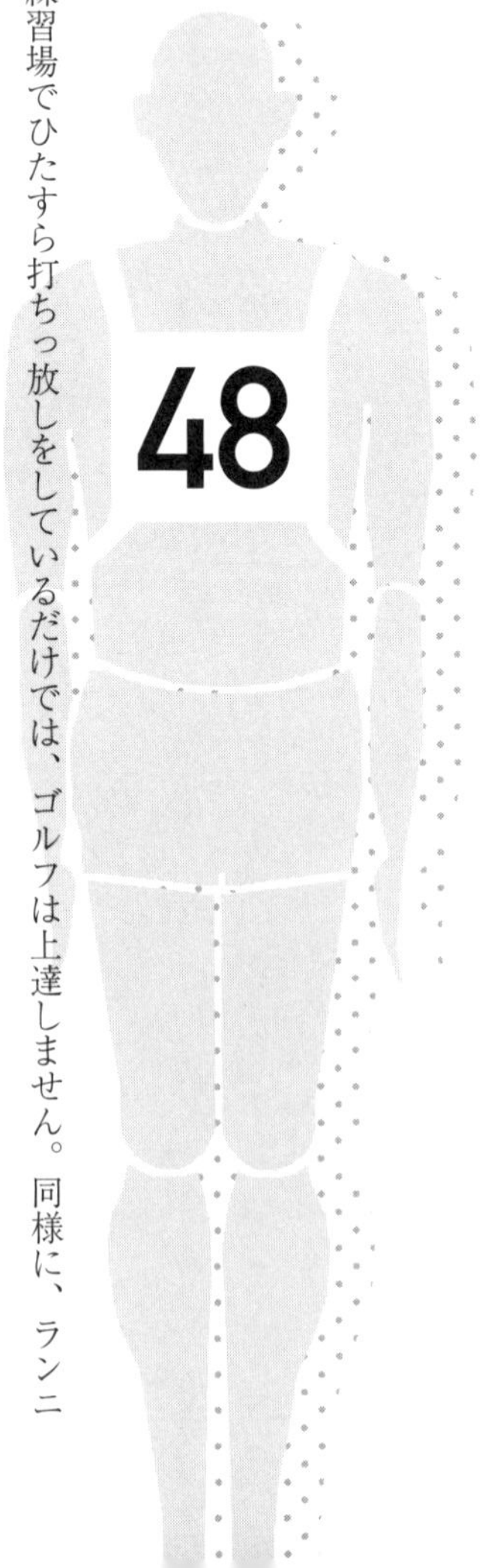


練習場でひたすら打ちっ放しをしているだけでは、ゴルフは上達しません。同様に、ランニングでも水泳でも自転車でも、ただ時間をかけてトレーニングすれば、うまくなるわけではありません。大人のトレーニングの基本は、いかに効率的に成果を出すか。そのために必要なのは**トレーニングのプランをしっかり立てる**ことです。

有酸素運動なら、**インターバルトレーニング、テンポトレーニング、ＬＳＤ、ヒルトレーニング、スピードトレーニング**といったトレーニング法があります。

インターバルトレーニングは、強度の高い運動と低い運動を組み合わせて交互に行うもの。オリンピックで通算4個の金メダルを獲得した陸上長距離の往年の名選手で、「人間機関車」の異名を取ったエミール・ザトペック選手が開発したメソッドです。テンポトレーニングは、一定のペースでトレーニングを続ける方法。ＬＳＤはロング・スロー・ディスタンスの略で、ゆっくりしたペースで長い距離あるいは長時間運動し続ける方法です。

こうした強度も効果も異なるトレーニング法をミックスすると、じつは週3回くらいの練習で有酸素運動は上達します。

体育会系の部活ではほとんど毎日練習しますが、週3回でも持久力がついて、速く走ったり泳いだりできるようになるのです。さらに、さきほど紹介したATなどを知っておくと、より合理的なトレーニングができます。

昔ならそれこそザトペックのようなオリンピックレベルの選手が行っていた科学的なトレーニング法が広く一般に普及して、いまでは個人でも手軽に応用できる時代になっています。同じ努力をするなら、こうした合理的なプランに基づいたほうがずっと効率的です。闇雲に無駄な努力をするよりも、効果が実証されているやり方に沿って努力したほうがロスがなく、時間の節約にもつながります。

これは仕事も同じ。長い時間ひたすら働けば、必ず成果が得られるわけではありません。長時間労働が評価される時代はとっくに終わっています。短い時間で効率的に仕事が片づくなら、そちらのほうが間違いなく評価されます。カラダマネジメントで科学的なプランニングに基づいて成果が上げられたら、ぜひその発想を仕事にも取り入れてみてください。能率がアップして周囲の評価も格段に良くなるはずです。

また、わたしはカラダマネジメントの目標を立てると、その達成に向けて「逆算スケジュール」を作ります。たとえば、トライアスロンの大会に出ると決めると、そこに向けて2か月分くらいのスケジュールを先に決めてしまいます。

大会当日にコンディションをピークに導くために、この週までに基礎体力を作り、次の週からはインターバルトレーニングで心肺機能をマックスまで上げ、最後は練習の強度を徐々に落とすテーパリングで疲労を抜きながらコンディションを整える……といった具合にスケジュールを立てます。

過去に何度もこの逆算スケジュールでトレーニングして、毎回成果が出ています。そこでわたしは、カラダマネジメントから生まれた逆算スケジュールを仕事にも応用しています。

書籍作りでも、レストランのプロデュースなどのプロジェクトでも、ターゲットと期日が決まったら、レースに向けた調整と同じように、やるべきことを逆算でスケジューリングしていきます。実際、このやり方は仕事でも非常に有効です。

## トレーニングのプランはしっかり立てよう！

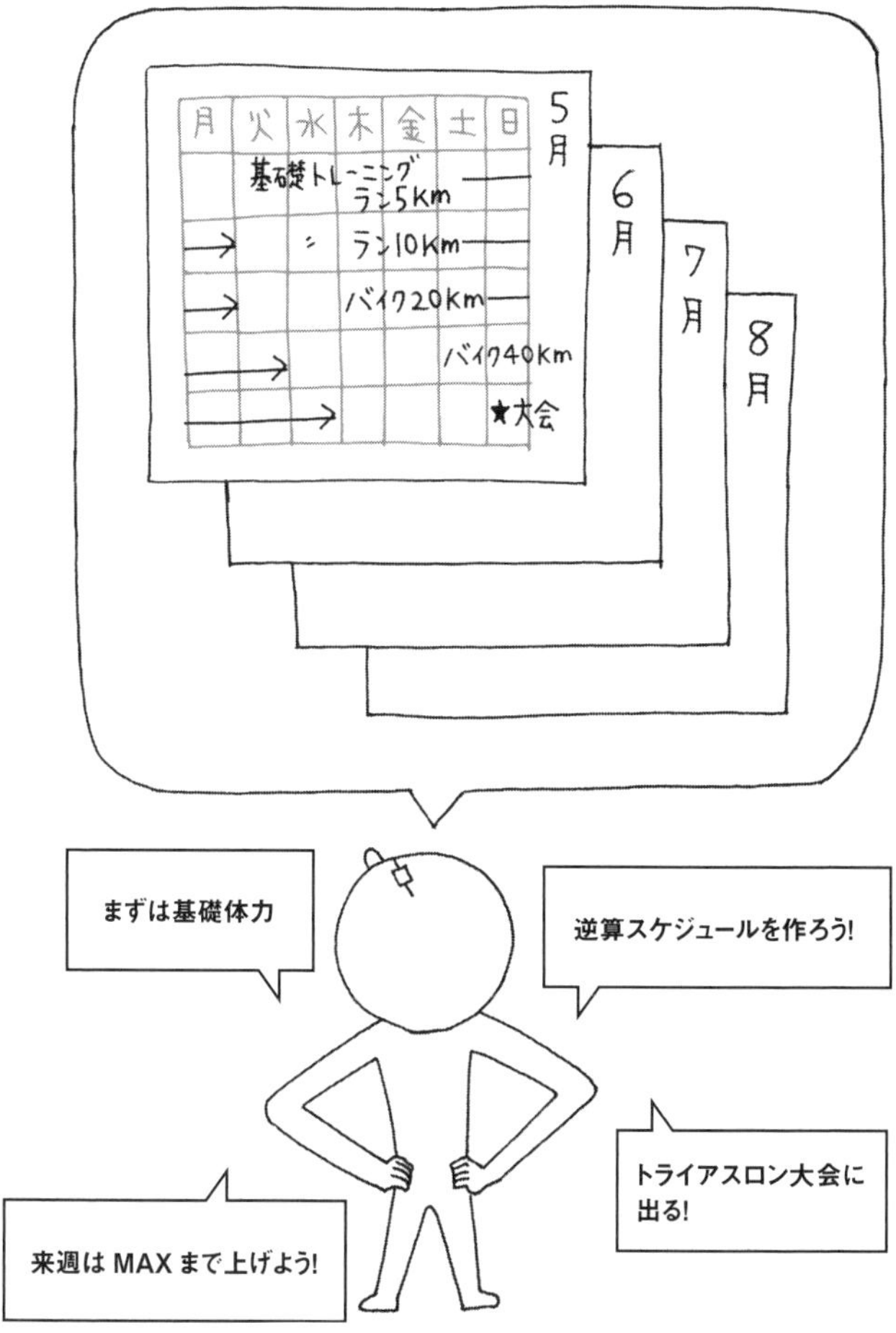

# 基本フォームを身につける

仕事は自己流にこだわるとうまくいかないことがあります。一生懸命やっているはずなのに、成果が上がらないと、だんだん嫌になってきます。そこで、自分のやり方が本当に正しいのか、専門的なアドバイスを受けることが重要になってきます。

トレーニングもまさにそうで、自己流に固執すると損をすることが多いと思います。効率的なやり方があるのに、それを知らないで頑張るのはもったいない話です。

野球でいうと、野茂英雄さんやイチロー選手のような天才は、ワンアンドオンリーの自己流を突き詰めたからこそ生まれるものかもしれません。でも、多くの人は、自己流に頼るといってもそこまで突き詰めるわけでもありません。だとしたら、はじめに基本的なフォームをきちんと身につけてからトレーニングを始めたほうが有利です。

仕事をしながらトレーニングをするからには、できるだけ効率的に無駄なく行いたい。だから、成果が保証されているスタンダードな方法を学んで取り入れたほうがいいと思います。おすすめは、**トレーニングを始める前にきちんとお金を払ってパーソナルトレーナーをつける**こと。初期投資を惜しまないことが大切です。

トレーナーの有効性を最初にわたしが感じたのは、まだ筋トレをメインにトレーニングをしていた時代です。パーソナルトレーナーにトレーニングを見てもらったら、自分のそれまでのやり方がすべて間違っていることがわかったのです。「だから成果が出なかったのか」と納得。トレーナーの指導を受けるようになり、筋肉が目に見えてついてきました。

ランニングや自転車なら、メーカーなどが主催する初心者向けの教室や練習会が、頻繁に行われています。そういう機会に参加してみるのもいいでしょう。

いちばんよくないのは、周りのちょっとできる人に聞いて、その人のアドバイスを鵜呑《うの》みにすること。ゴルフでも何でも教えたがりの人はいるものですが、彼らの中途半端な情報を最初に刷り込まれると、あとで修正するのが大変です。

他人がうまくいった「自己流」をいくら丁寧に教わっても、自分に合っている保証はどこにもないのです。初期投資をケチると、最終的には時間もお金もロスする結果になりかねません。

# 本と雑誌をつねにチェックする

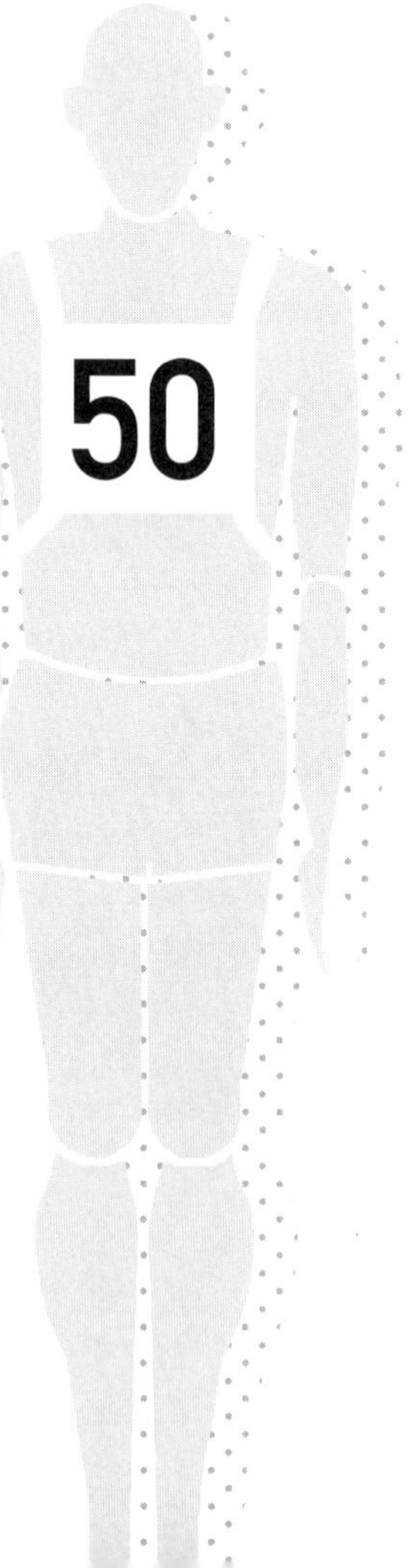


スポーツは科学、カラダマネジメントも科学です。

科学の特徴はつねに進歩する点にあります。

水泳はその典型で、いまの泳ぎ方は、わたしが子どものときに習ったやり方とはまったく違います。たとえば、昔はクロールのストロークは、S字プルがいちばん合理的だとされていました。水に入れた手をSの字を描くように動かすやり方ですが、いまではストレートにまっすぐかく方法を支持する指導者が増えてきました。選択肢が広がった結果、骨格などに応じて最適のストロークが選べるようになったのです。

以前はフォームも練習方法も経験的に「これがいいらしい」と決めていましたが、いまではそれが科学的に分析されて新たに見直されています。ですから無駄を省くためにも、**トレーニングの方法やフォームなどの技術情報はできるだけ最新のものにアップデートするクセをつけた**

**い**ものです。これは、ダイエットでも食生活でも同じ。科学の進歩の恩恵を取り入れるようにしましょう。

さらに大切なのは、得た情報を知識として蓄えるだけではなく、自分ですぐに実践してみることです。実践してみると良し悪しが即座にわかるので、それが自分に合っているかどうかが具体的に判断できます。成果があるとわかったら、自信を持って積極的に取り入れていけばいいのです。

これは仕事も同じです。ビジネス書をたくさん読んだだけで仕事ができる人間になったような気になる人は少なくありません。これは、ゴルフの本を読んでゴルフがうまくなった気分になったようなもの。

ゴルフの本をいくら読み込んでも、練習して実践していなければ、コースに出ても結果につながるわけがありません。書籍などで得た知識や情報を実践することで、「あ、ここはちょっと修正しなきゃ」とか「これは自分に合っているね」ということがはじめてわかるのです。

また、頑張ってトレーニングしている人の体験談を読むと、自分もまだまだ頑張らなくてはと思えて、内側からモチベーションが高まります。

# 仲間と情報交換する

**効率的にカラダをマネジメントするときに重要なのは、同じ目的を持った仲間を、たくさん作っておくこと。**

トレーニングのやり方やグッズなど、世の中にはカラダマネジメントに関する情報があふれています。それをいちいち全部自分でチェックするのは大変です。

でも、仲間がいると、「これ、よかったよ」という生の声が聞けるので、自分にフィットしたトレーニングやグッズが探しやすくなります。一緒に鍛える仲間がいないと、メーカーの宣伝文句をそのまま鵜呑みにして失敗するケースもあります。

仲間が多くなるほど、「この方法はいい」とか「このモデルならこっちがいい」といった情報がたくさん交換できます。互いに試行錯誤した情報をフィードバックすると、無駄な努力が省けますし、チームの情報レベルも高まります。

## 仲間を作ることもカラダマネジメントには必要

この本、
役に立つ
こっちの
コースが
走りやすい
この自転車、
乗りやすいよ!
このシューズが
いいよ!

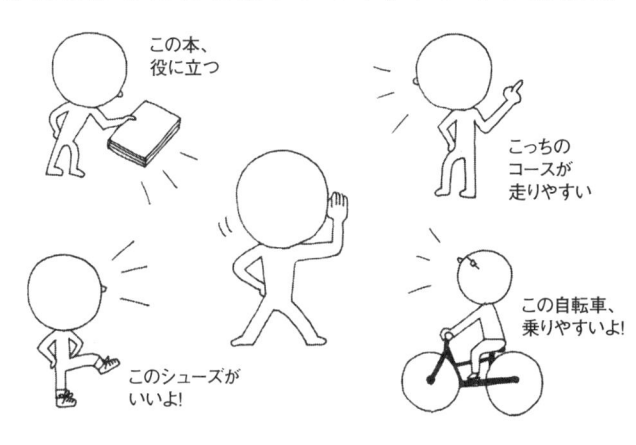

わたしたちのトライアスロンチームでも「面白いトレーニングメソッドを発見!」とか「いいランニングコースを見つけたよ」といった情報や意見は、練習会のたびにつねに交換しています。おすすめの本やグッズ、コース、レースなどをみんなでサイトにアップしていると、ひとりで孤独にやっているよりも格段に情報レベルが上がります。それがまたトレーニングに活かされて成果に結びつくのです。

トライアスロンは基本的に個人競技ですが、こうした意味で仲間は必要です。仲間とやることによってみんなが効率よくレベルアップできるのです。

# グッズを精査する

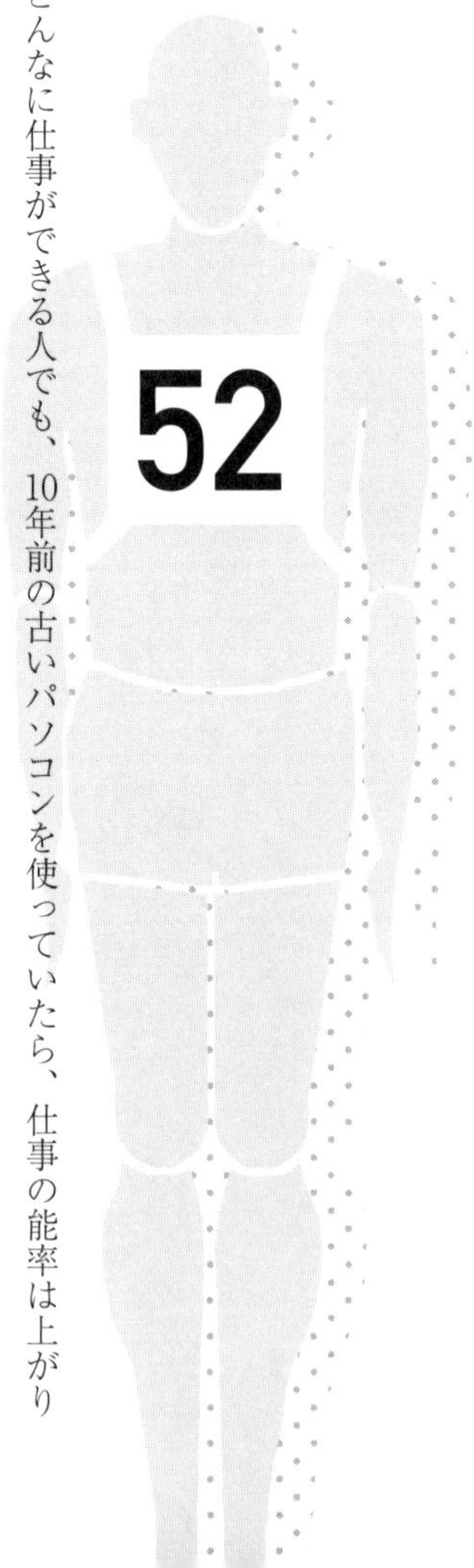


どんなに仕事ができる人でも、10年前の古いパソコンを使っていたら、仕事の能率は上がりません。

わたしは、パソコンなどのＩＴ機器はつねに最新のものを使うようにしています。それで能率が上がって時間も節約できるなら、安い投資だと思うからです。

トレーニングも同じ。**最新のグッズから良いものを選んで使うと、トレーニングの成果も上がるしパフォーマンスもアップ**します。

スポーツのギアやグッズは、日々パソコン並みに進化しています。プロの世界があり、タイムで成果が表れやすいので、合理的に商品開発が進むからでしょう。

たとえば、自転車はホイールひとつで大きくタイムが変わります。カーボンなどフレームの素材も猛烈なスピードで進歩しています。

ランニングにしても、わたしは《ニュートン》（P156参照）という新しいシューズに変えてからタイムが伸びました。《ニュートン》は、新しい運動生理学の理論を背景に生まれたシューズで、自然に前傾姿勢を作ってくれるので、それだけで速く走れるようになります。

北京五輪では高速水着が話題になりましたが、スイムウエアに関しても技術がどんどん進歩しています。水着を変えるだけで世界記録が生まれるくらいですから、アマチュアでも水着を変えると自己ベストが出せるのです。

グッズに投資するだけでトレーニング効率もパフォーマンスも上がるなら、ある程度お金が使える大人は、きちんと自分にフィットするものを精査して探して使うべきだと思います。古い常識で古い道具を使ってトレーニングをするのは、10年前の古いパソコンで仕事をするようなものです。

仕事の世界には、スポーツのようにものすごいプロがいるわけでもないし、成果が必ずしも数字で表しにくいので、パソコン以外のグッズに関しては、進化はスポーツ分野ほどではありません。でも明らかに仕事のパフォーマンスを上げるものが登場したら、迷わずにそれを使って試してみるべきです。

53

# 行きつけのショップを作る

ネットオークションでお買い得な中古車が買えるのは、専門知識があるエキスパートだけ。メンテナンスも自分でできるし、エンジンも足回りもすべて理解している人なら、良し悪しがわかるので、ネットオークションで良いクルマを安く手に入れられます。

一方、オイル交換もできないような、クルマに詳しくない人が「安いから」とネットオークションで落札しても、手に余る危険もあります。普通の人は、専門ディーラーで新車を買うのがやはり正解なのです。

同じように、初心者がトレーニングのギアやグッズを買うときは、必ず専門店で買うようにしましょう。ろくに知識もないのに「安いから」と量販店やネットで買うと、自分に合わないものを買ってしまうことがあります。

たとえば、足に合わないシューズで走ると速く走れないし、カラダに余計な負担がかかり、最悪の場合ケガをする危険もあります。

とくに気をつけたいのは、自転車です。

シューズなら買い替えれば済むかもしれませんが、自転車は数十万もするので、中途半端な製品を買うと損をします。それに自転車は、体格に応じて細かなセッティングを行う必要があります。それは専門店のスタッフにお願いしないと、初心者には無理な相談です。だからこそ、自転車は絶対に専門店で買うべきです。あとのメンテナンスのことを考えると、自宅の近所で相談しやすいショップを探したほうが便利です。

専門店は、量販店やネットで買うよりも多少値段が高いかもしれませんが、それはアドバイスフィー、情報料が含まれていると思えばいいのです。**行きつけのショップを作っておけば、メンテナンスやトレーニングなどの専門的なアドバイスも得られるし、レベルに合ったレースや大会の情報も得られます。**

ショップが練習会やレースツアーを主催するケースも多いので、こうした練習会やツアーに参加すると一緒にトレーニングする仲間が増えてやる気が高まります。ランニングの専門店では、ランニングのフォーム解析などのサービスも受けられます。

# トライアスロンは カラダマネジメント向き

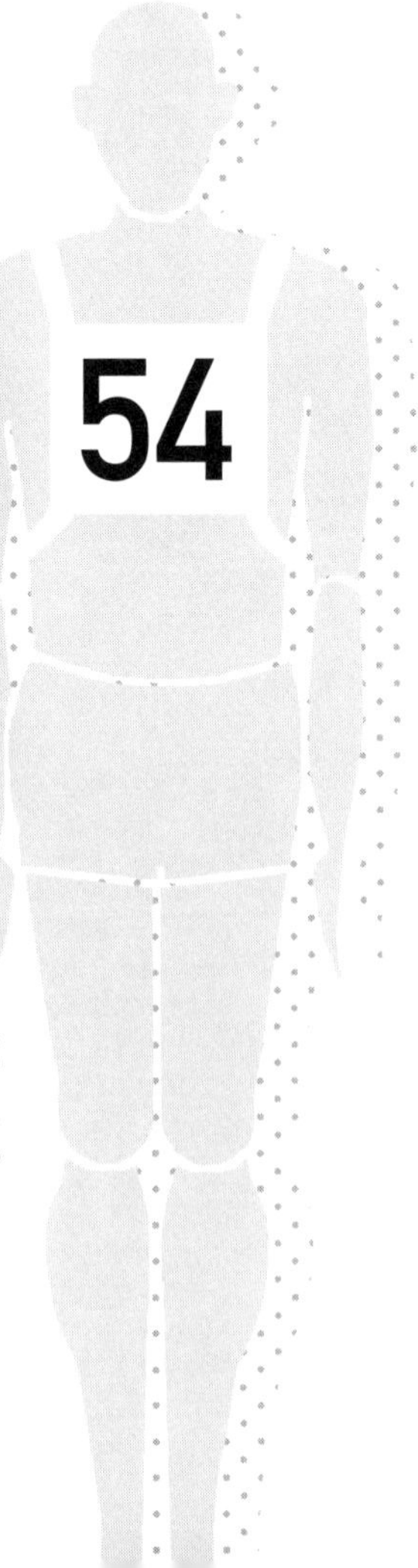


**トライアスロンはビジネスパーソンと非常に相性のいいスポーツだと思います。**

スイムだけ、バイクだけ、ランニングだけ……何かひとつの種目だけだと、それが不得意だとやりたくなくなります。しかし3種目あると、なかには未体験の種目、不得意な種目があるかもしれないけれど、得意な種目もあるはずです。したがって得手不得手を把握して、バランスよくトレーニングしていくと、全体的なパフォーマンスアップにつながります。

仕事でも、営業は得意だけれど数字には弱いとか、誰でも得手不得手があります。会社は、いろんな長所短所を持ったスタッフを上手に組み合わせて組織を作り、互いに補い合うことでパフォーマンスを上げるように工夫しています。その点、トライアスロンとビジネスには共通点があり、トライアスロンで3種目のバランスを取る方法論は、ビジネス上の長所短所のバランスを取る方法にも通じます。

仕事の場合、長所はいくらでも伸ばせます。ですから、弱点を最低限カバーしたら、あとは長所を伸ばすように努力したほうが、個人としても組織としてもパフォーマンスは上がります。ところが、トライアスロンの場合は、むしろ弱点を伸ばすべき。長所はある程度伸びると伸びしろがなくなり、それ以上タイムが上がらなくなります。体力の限界レベルに近づくと、1秒タイムを縮めるのに、大変な努力が必要になります。一方、短所はまだ伸びしろがあるのでフォームやトレーニングメニューを工夫すると、始めたばかりの頃はタイムが面白いように縮められます。3種目のトータルでタイムを比べると、短所を伸ばすほうが効率的です。

3種目もあると動きにバラエティがあり、飽きずに続けられるというのも大きなメリットです。さらに3種目もトレーニングすると、練習時間が他のスポーツよりも長くなります。その時間を日常生活の中で工面しようと頑張ると、タイムマネジメントの鍛錬にもなります。これもビジネスに活かせるスキル。トライアスロンでビジネスのスキルも磨かれるし、ビジネスで培ったことがトライアスロンに活かせるといういい関係が出来上がります。トライアスロンについて一から学べるアスロニア（P144参照）のような専門ショップも増えているので、初心者も自分には無理だと物おじせずに、ぜひ一度のぞいてみてください。

SHOP INFORMATION

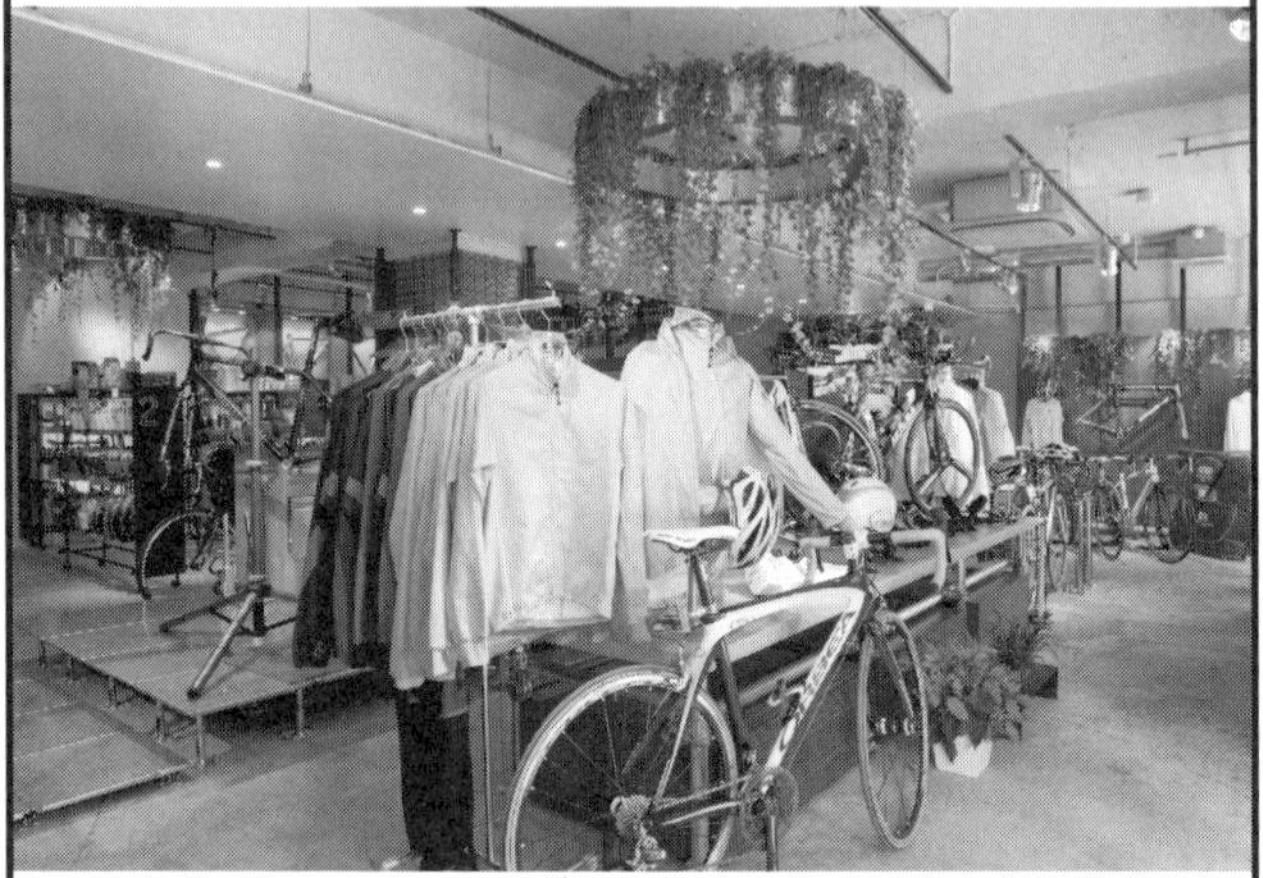

## トライアスロンショップ ATHLONIA《アスロニア》

日本のトライアスリートの第一人者である白戸太朗氏が、「トライアスロンのムーブメントをつくり、拡大し、ファンが楽しく交流できる場を提供する」ことを目的に、2009年にオープン。トライアスロン用のウェア、バイク、ギア、アクセサリー、フード＆サプリなどを販売（通販も含む）するほか、トライアスロン大会の運営や練習会・トレーニングスクールなども開催する。また、単にモノを売るショップではなく、初心者がさまざまな相談に訪れる「トライアスロン初心者の駆け込み寺」としても好評を博している。

東京都渋谷区猿楽町17-10　アスロニアヴィレッジ内
☎ 03-5489-0052　http://www.athlonia.com/
㊫12:00 ～ 21:00（日祝～ 20:00）
月休（祝日の場合は翌休）
東急東横線「代官山」より徒歩5分

# Appendix ―付録

## カラダマネジメントおすすめ情報

本、グッズ、コース、トレーニング方法……
著者が普段から愛用し、
納得しているおすすめ情報を紹介。
初心者はもちろん、トレーニングが習慣化している人も、
ぜひ参考にして取り入れてください。

# おすすめトレーニング本

トレーニング本は米国のものが充実しているので、
洋書にもぜひチャレンジしてください。
英語がある程度できれば結構理解できますよ。

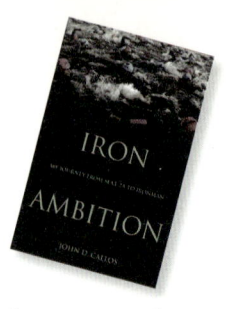

**『IRON AMBITION』**

John D.Callos　$18.95
仕事はオーバーワークでプライベートでは怠惰な生活を送ってきた経営者がIRONMANにチャレンジしたストーリー。とてもリアルで参考になります。

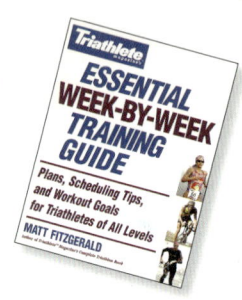

**『Triathlete magazine's ESSENTIAL WEEK-BY-WEEK TRAINING GUIDE』**

Matt Fitzgerald　$13.57
詳細で効率的な日々のトレーニングメニューを豊富に紹介。このとおりやればトレーナーがいなくても大丈夫なほど。

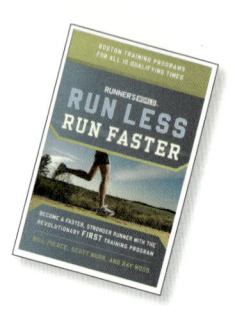

**『RUNNER'S WORLD RUN LESS, RUN FASTER』**

Bill Pierce、Scott Murr、Ray Moss　$16.99
がむしゃらに頑張るのではなく、効率的に週3回のトレーニングだけでタイムがみるみる上がる方法を紹介しています。

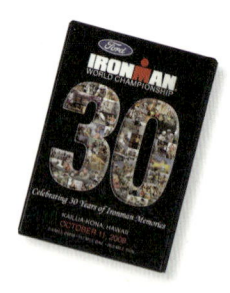

**『IRONMAN WORLD CHAMPIONSHIP 2008 (DVD)』**

$34.95
IRONMAN 30周年大会を記念して作られたDVD。一度見たら、いずれアイアンマンレースにもチャレンジしたくなります！ モチベーションアップにぜひ。

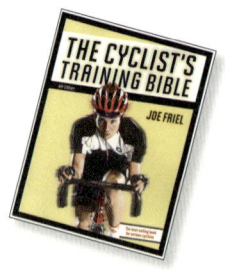

**『THE CYCLIST'S TRAINING BIBLE』**

Joe Friel　$24.95
米国で「バイクトレーニングをちゃんとやるなら絶対に読め」といわれている本。バイクに乗っている人なら英語が苦手でも理解できる内容です。英語の勉強も兼ねてどうぞ！

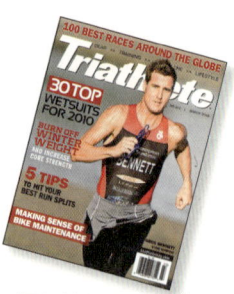

**『Triathlete magazine』**

米国のトライアスロン専門誌。日本にはトライアスロン専門の雑誌がないのでおすすめ。米国から取り寄せても年間$56（約430円／月）、デジタル版も年間$29.95で定期購読できます。

# Training Books

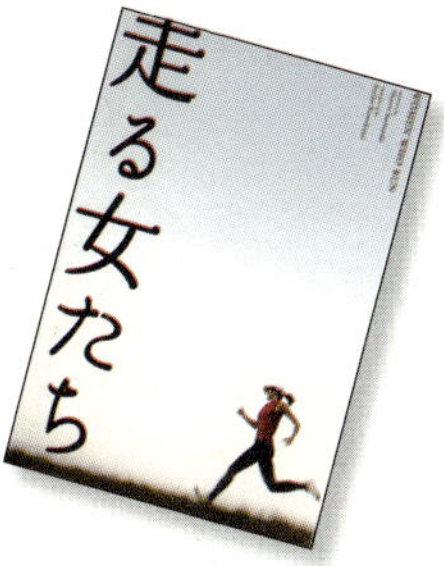


**『走る女たち』**

シャンティ・ソシーンスキー著
川上純子訳　日経BP社
1,680円
ポジティブ・ランニングで人生の転機を乗り越えた15人の女性たちの物語をまとめたノンフィクション。

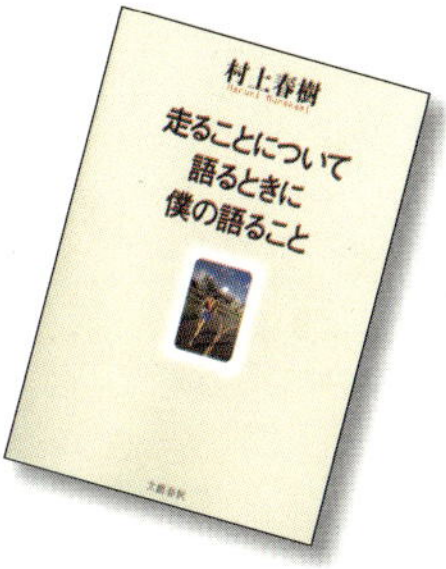


**『走ることについて語るときに僕の語ること』**

村上春樹　文藝春秋
1,500円
走ること、書くこと、創作の秘密……「僕という人間について正直に」語った、小説を書くランナーのメモワール。

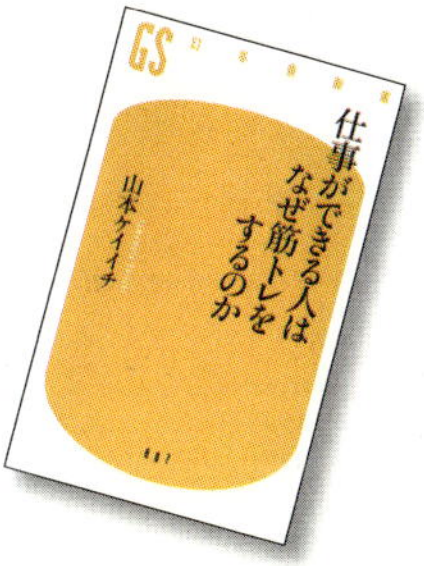


**『仕事ができる人はなぜ筋トレをするのか』**

山本ケイイチ　幻冬舎新書
777円
筋トレがメンタル面に影響を与える構造、続ける工夫、効果を高める食事などを紹介した画期的トレーニング論。

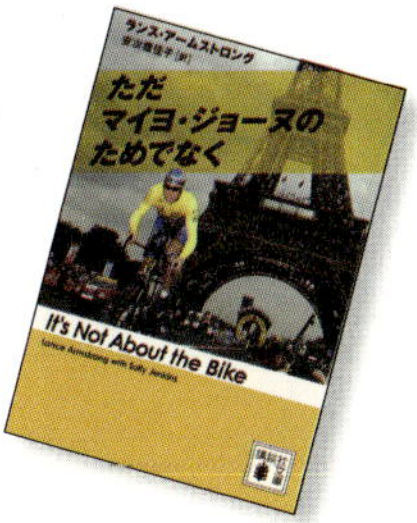


**『ただマイヨ・ジョーヌのためでなく』**

ランス・アームストロング著
安次嶺佳子訳　講談社文庫
800円
一流自転車選手だった著者が25歳で癌を発症後、ツール・ド・フランスで復活優勝を遂げ、以来7連覇を達成した記録。

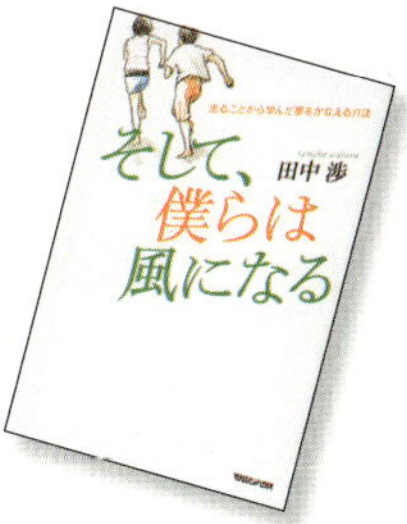


**『そして、僕らは風になる―走ることから学んだ夢をかなえる方法―』**

田中渉　マガジンハウス
1,400円
“人生どん底”の主人公たちが、歴代のランナーたちの言葉を金言にしてマラソンに挑むスポーツ自己啓発小説。

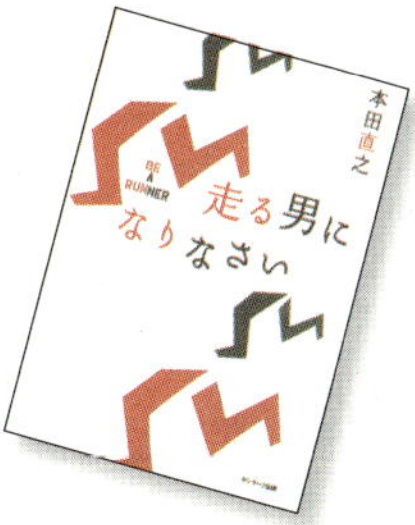


**『走る男になりなさい』**

本田直之　サンマーク出版
1,365円
異動先の新しい部署でくり返し押し寄せてくる困難に打ち勝ちながら、主人公がV字回復していく「成長物語」。

＊価格すべて税込み（以下同）。

# おすすめトレーニングコース

わたしがよく利用しているコースや施設を紹介します。
でも、読者の住む近所にもいろいろあるはずです。
自分のお気に入りの場所を見つけましょう！

## Running

### 代々木公園

**緑に包まれて走るのは気持ちいい！**

地面に距離が表示されていて、レベルに合わせて1.2km、1.9km、2.4 kmの3つのコースを走り分けられます。わたしはいつも2.4kmコースを5周しています。アップダウンが多少あり、路面が凸凹なところがあるのを除けばおおむね走りやすいコース。トイレや売店もあるので、安心してランニングができます。

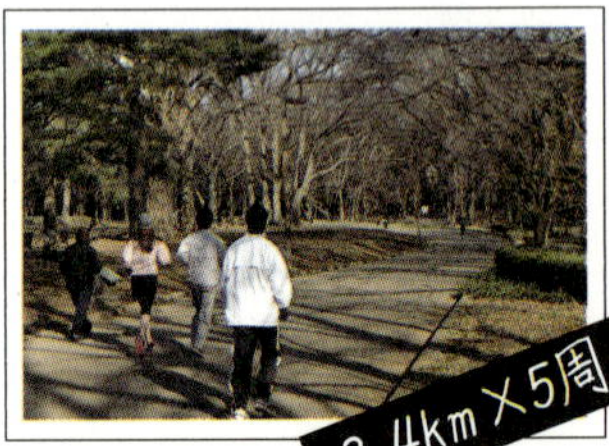

2.4km×5周

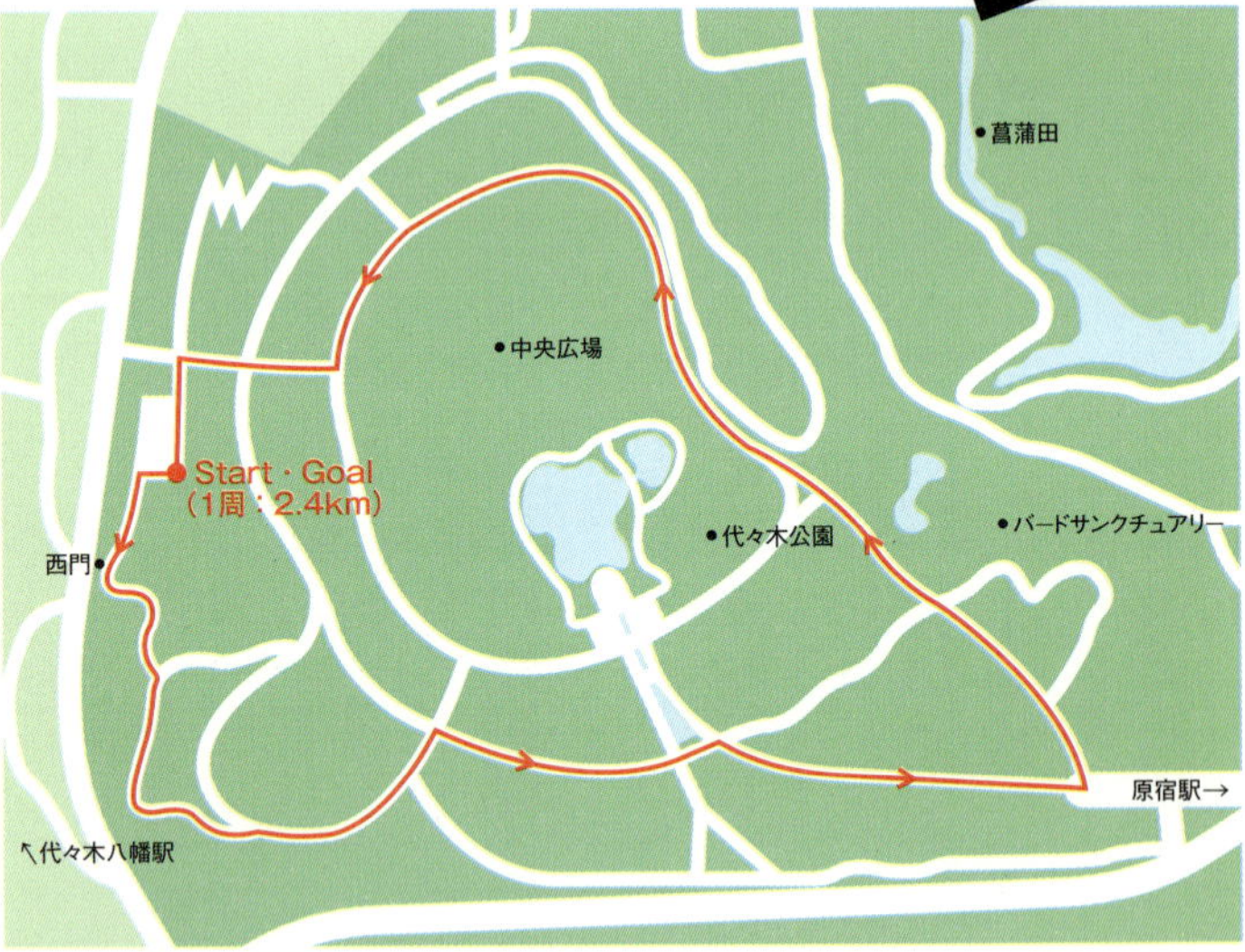


**Location**

東京都渋谷区代々木神園町2-1
☎03-3469-6081（代々木公園サービスセンター）
㊢5:00〜20:00（夏季）、5:00〜17:00（冬季）

JR山手線「原宿」・東京メトロ千代田線「代々木公園」より徒歩3分
小田急線「代々木八幡」より徒歩6分　駐車場あり（有料）

# Training Course

## Running

### 明治神宮外苑

**道幅も広くフラットなコース！**

明治神宮外苑～青山通り～迎賓館の5.0kmコースを2周（2周目はスタート地点には戻らず、そのままもう1周）するのが定番。ややアップダウンがあるので、初心者には神宮外苑1周1.3kmの周回コースがおすすめ。近くの国立競技場にはスポーツジム（有料）が併設され、日によっては競技場内のトラックも使えます。

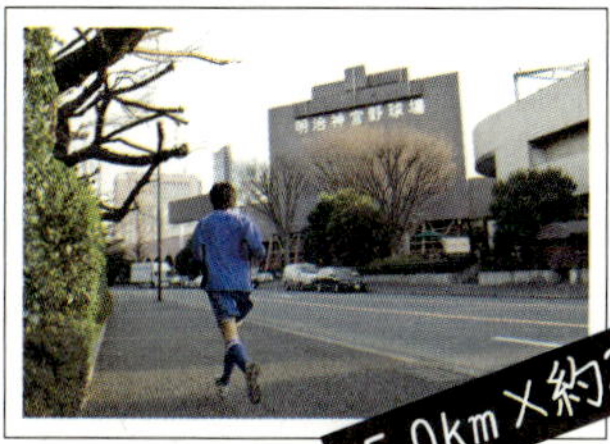


5.0km×約2周

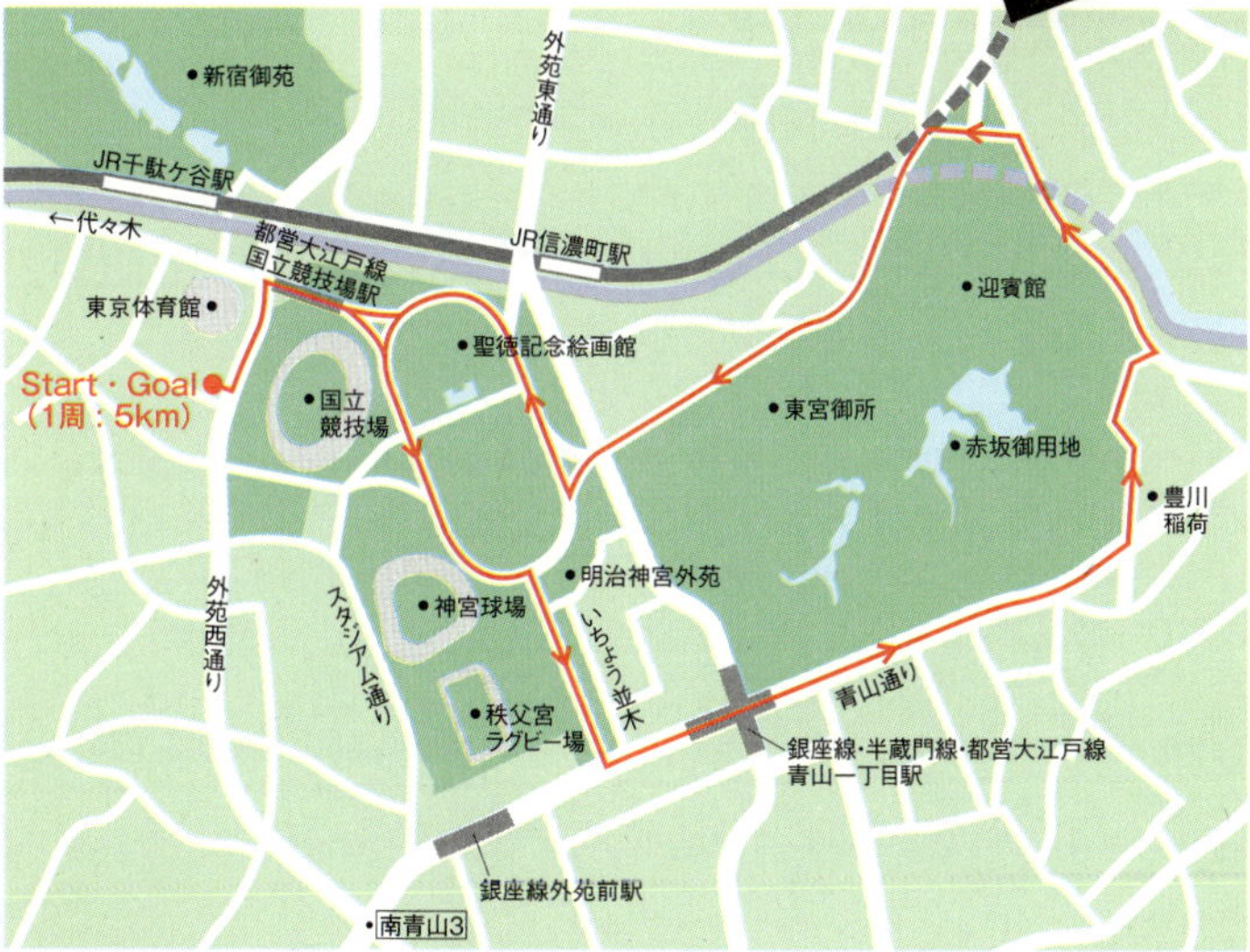


#### Location

JR総武線「信濃町」
都営地下鉄大江戸線「国立競技場」

| | |
|---|---|
| シャワー | 東京体育館のシャワーが使用できる。 |
| コインロッカー | JR「信濃町」、東京メトロ「外苑前」などにある。 |
| トイレ | 明治神宮外苑内にある。 |

## Running

### 皇居周回

**都心のランニングの聖地を走ろう！**

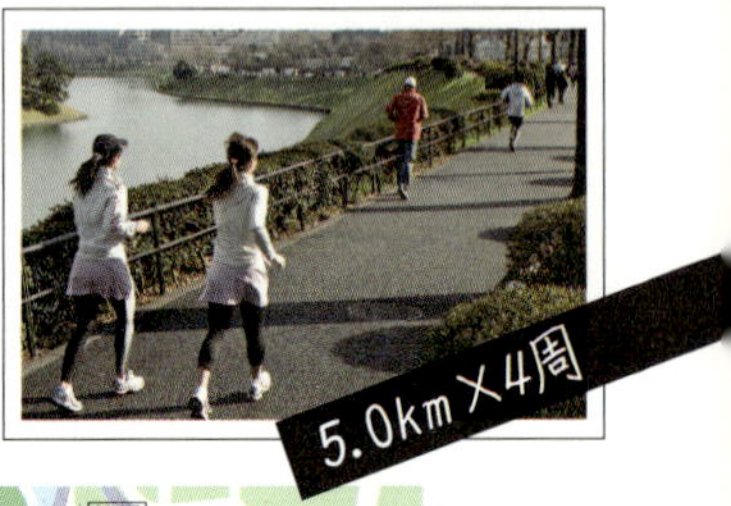


多くの市民ランナーが走る都心のランニングの聖地。コースは比較的走りやすいものの、場所によっては道幅の狭いところや若干の起伏があります。わたしはこのコースを最低4周します。周辺には、ロッカーやシャワー施設を完備した基点となるランニングショップや、銭湯もあります。

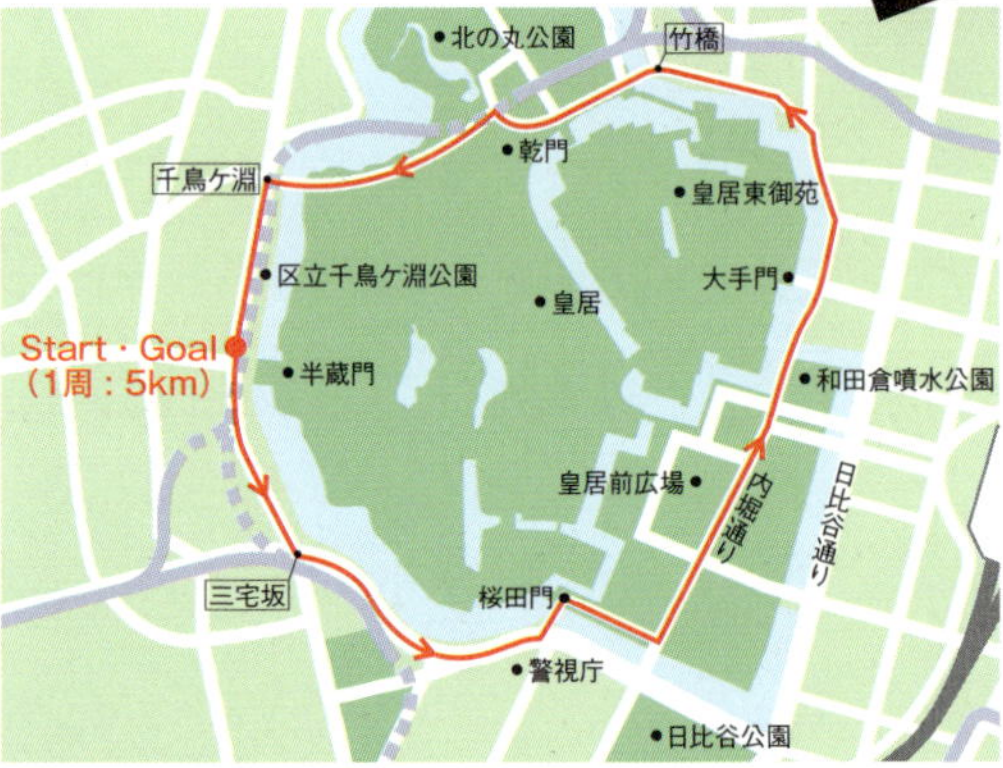


#### Facilities (Shower&Locker...etc)

**ランニングオアシスHIBIYA**
東京都千代田区有楽町1-2-10
アートスポーツ日比谷店2F
☎03-3506-8460
http://www.art-sports.jp/
㊫11:30〜22:00
（土7:00〜20:00、日祝7:00〜19:00）

**ランナーズステーション神保町店**
東京都千代田区神田神保町3-11-1
☎03-3264-0089
http://www.runsta.jp/
㊫7:00〜22:30
（土8:00〜20:00、日祝8:00〜18:00）月曜の日中休

**ランナーズステーション麹町店**
東京都千代田区麹町4-8-1
☎03-5275-0089

**アシックスストア東京**
東京都中央区銀座8-3-4
☎03-3572-8301
http://www.asics.co.jp/running/store/tokyo/
㊫11:30〜21:00（土日祝9:00〜18:00）不定休

**半蔵門ランナーズサテライト「JOGLIS」**
東京都千代田区麹町1-7
FMセンターB1F
☎03-3221-6100
http://www.joglis.jp/
㊫7:00〜22:30（土日祝7:00〜18:00）

# Training Course

## Swimming

### 東京体育館のプール

**初心者から世界レベルまで対応のプール**

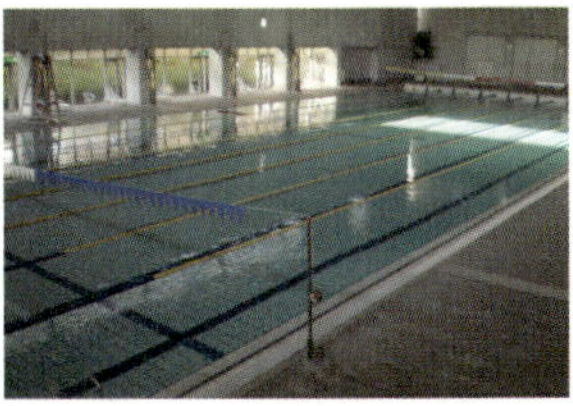

都心の交通の便のいい場所にあるこのプールは、朝早くから多くの人が頑張って泳いでいるので、とてもいい刺激になります。わたしのトライアスロンチームは、明治神宮外苑でランニングしたあとにここで泳ぐのが、いつものコースです。

#### Facilities

- 50mプール　50×20m（8コース）／水深1.2m～2.2m（中央最深）
- 25mプール　25×13m（6コース）／水深1.2m～1.4m（中央最深）

#### Location

㊎9:00～23:00（土～22:00、日祝～21:00）
大人600円、中学生以下260円（2時間）
東京都渋谷区千駄ヶ谷1-17-1
☎03-5474-2112　http://www.tef.or.jp/tmg/guide/pool.html
都営地下鉄大江戸線「国立競技場」A4出口
JR中央線・総武線「千駄ヶ谷」より徒歩1分
駐車場あり（有料）

### 東京辰巳国際水泳場

**国際大会の舞台で泳げる！**

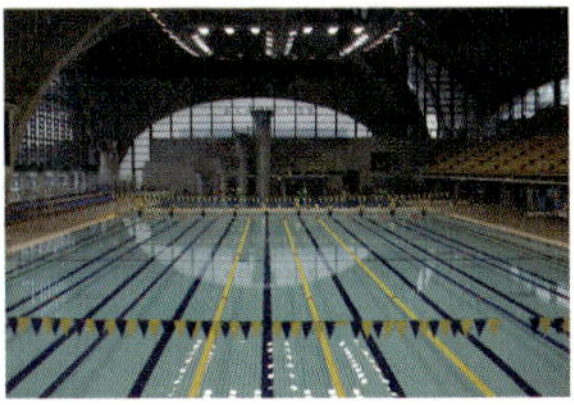

国際大会をはじめとする各種大会が頻繁に開催される、日本を代表するプールのひとつ。意外に空いているので、自分のペースで快適にかつ楽しく泳げます。プールの水の透明度がとても高く、気持ちがいいのも気に入っています。

#### Facilities

- メインプール　50×25m（10コース）／公認8コース、短水路公認16コース。水深1.4m～3m（可動床）
- サブプール　50×15m（7コース）／水深1.2m～1.4m
- ダイビングプール　25×25m／水深5m

#### Location

㊎9:00～22:00（土日祝～21:00）　第3月休（祝日の場合は翌休）
大人600円、中学生以下260円（時間制限なし）
東京都江東区辰巳2-8-10
☎03（5569）5061　http://www.tatsumi-swim.com/
東京メトロ有楽町線「辰巳」より徒歩10分
JR京葉線・りんかい線「新木場」より徒歩12分
駐車場あり（隣接、有料）

## Bikes

### 荒川コース

**川沿いを疾走する気持ちよさは格別！**

東京・葛西臨海公園から埼玉・熊谷大橋までの約80kmの自転車道。上流はのんびりとした田園風景が続き、下流は幅広い自転車道が延びています。わたしは、〈東京メトロ東西線「南砂町」〜さいたま市・秋ヶ瀬公園〉の往復80kmコースを走っています。車は「南砂町」駅前パーキングに駐車。

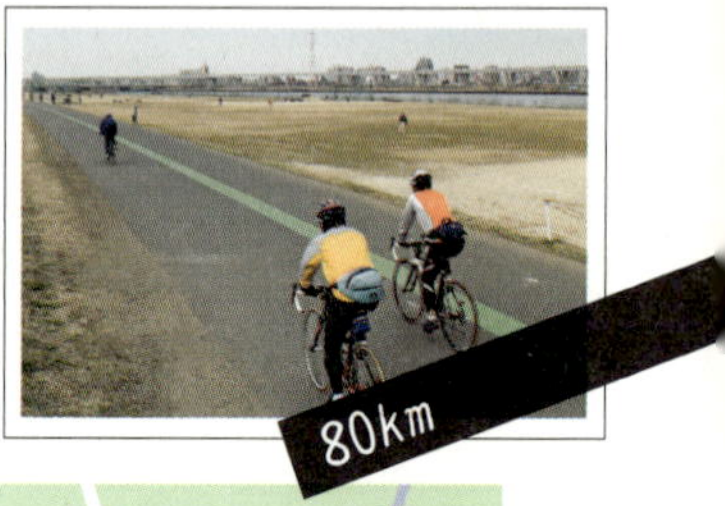


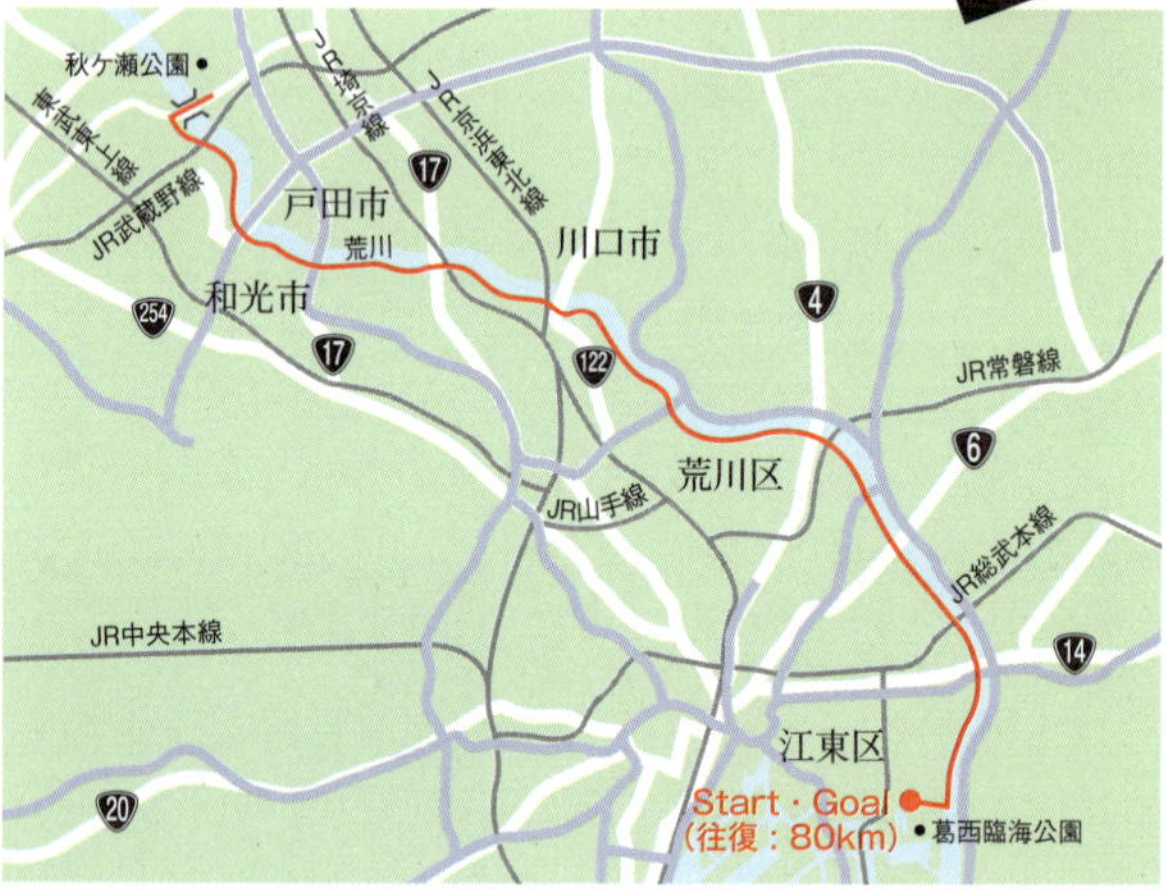


**Map My Ride**

http://www.mapmyride.com/

**Map My Run**

http://www.mapmyrun.com/

海外へ出張や旅行した際に、現地でちょっと走りたい、バイクに乗りたい、といったときに便利なサイト。GARMIN「Forerunner310XT」(P156) にダウンロードすれば、Naviとしても使えます。

**ルートラボ**

http://latlonglab.yahoo.co.jp/route/

ランニングやバイクのみならず、サイクリングコースやトレッキングのルートなどを描いて公開するサービス。既存の「おすすめルート」も参考になります。

# Training Course

## Bikes

### 日曜日の大井埠頭
**快適なバイクトレーニングの穴場！**

コンテナや流通倉庫が立ち並び、普段はトラックの往来が激しい界隈ですが、日曜日ともなると閑散としてバイクのトレーニングに最適なコースとなる。「みなとが丘ふ頭公園」を中心とした交差点を通らないコースができています。

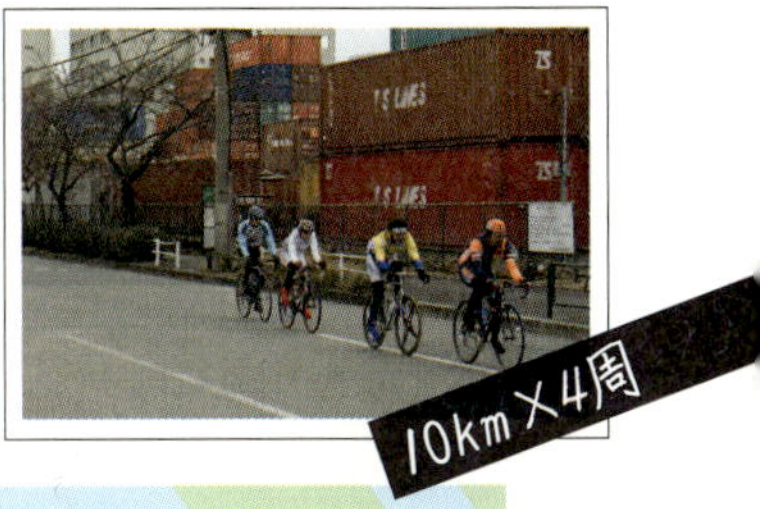


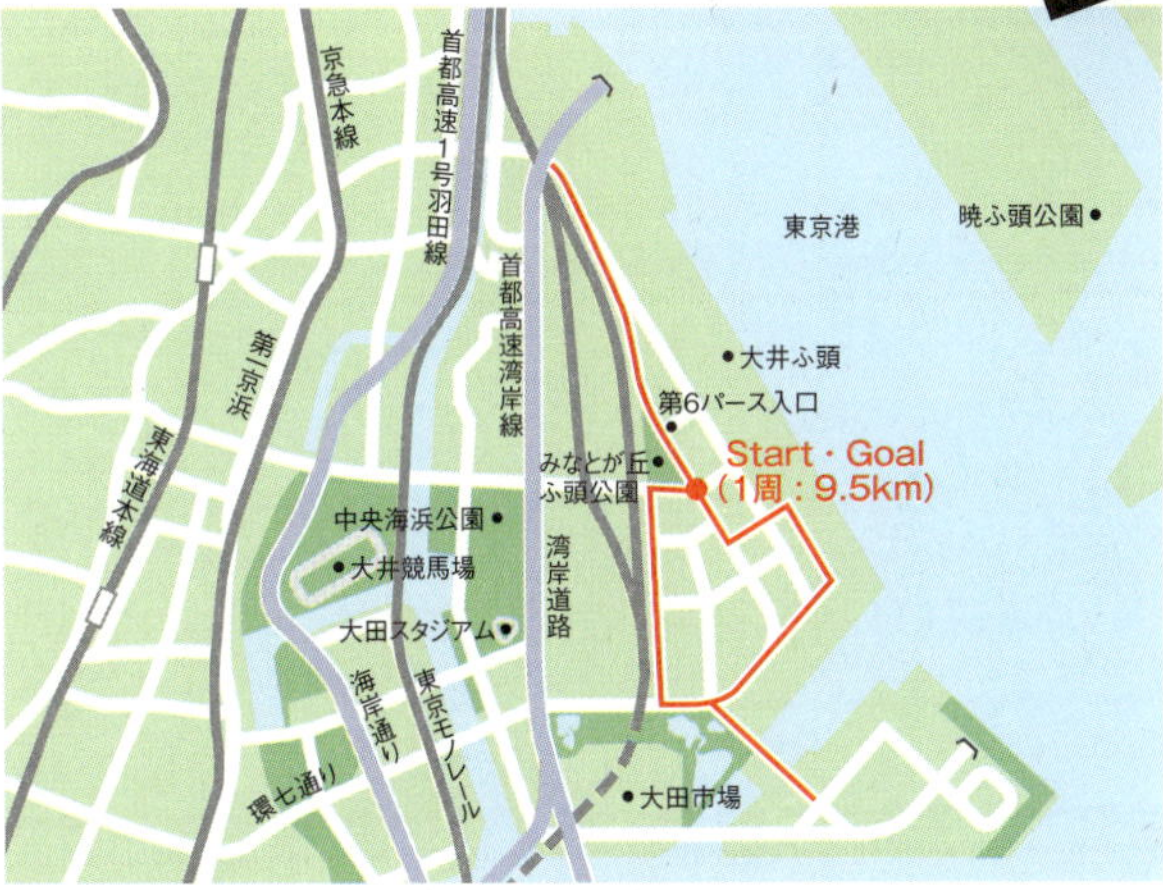


### 距離測定サイト

ランニングやバイクで走る際には、自分のペースを把握するためにインターネットの距離測定サイトを利用すると便利。地図上でコースをなぞるだけで、走った正確な距離がわかります。

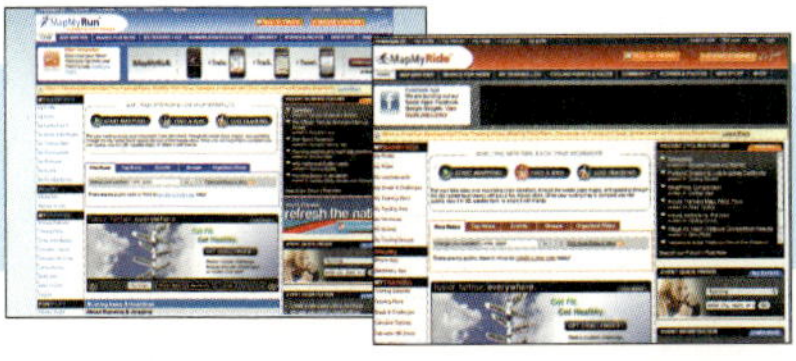


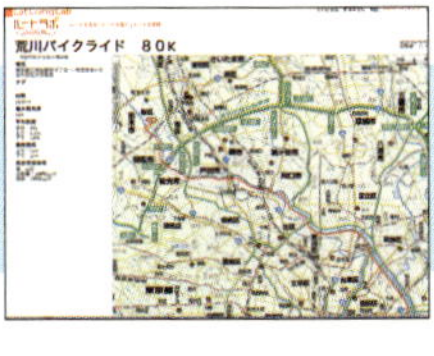

# おすすめ科学的トレーニング法

効率よくトレーニングをするためにも、
まずは、自分の現在の体力をできるだけ
科学的に把握するところから始めましょう！

## トータル・イマージョン

**どんなに苦手な人でも泳ぎがうまくなる！**

競泳のコーチとして30年以上の経験を持つテリー・ラクリンが、一流選手の泳ぎ方や流体力学、船舶工学などに基づいて体系化した水泳の練習方法。「魚のように泳ぐ」ことを基本コンセプトに、水泳が苦手な人でも、確実に、より早く、流れるように美しく、しかも効率的な泳ぎを身につけることができます。
個人用エンドレスプールを使って「（水中２台＋水上２台のカメラによる）４分割ビデオ撮影→確認とアドバイス→撮影と再確認」したうえで、ティーチングプロが泳ぎを徹底的に分析し、アドバイスしてくれます。

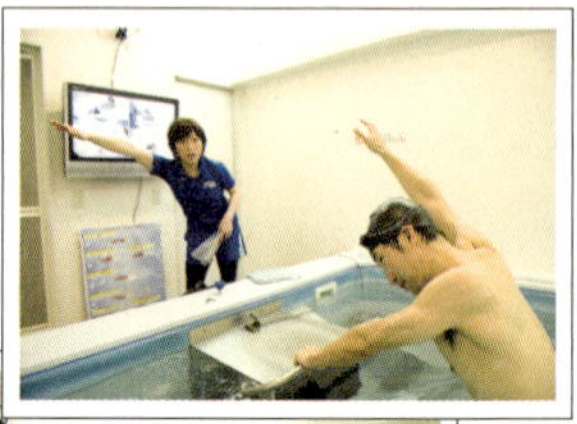

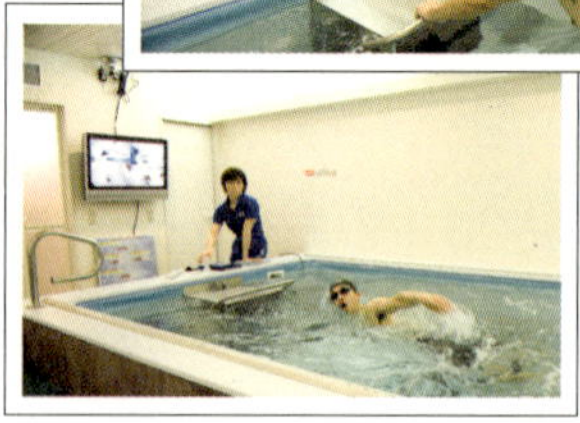

### ■Location■

**T I スイムサロン船堀**
東京都江戸川区船堀2-15-13
☎03-3877-1021
利用料金：プライベート・スイムスクール（４回）21,000円ほか
http://tiswim.jp

## V̇O₂max

**自分の体力レベルを調べてみよう！**

V̇O₂max（＝最大酸素摂取量）とは、「単位時間あたりに組織が酸素を取り込む最大の量」のことで、この値が大きいほど「全身持久力が優れている」と評価されます。「間接法」と「直接法」があるので、自分に合った測定をしてもらいましょう。

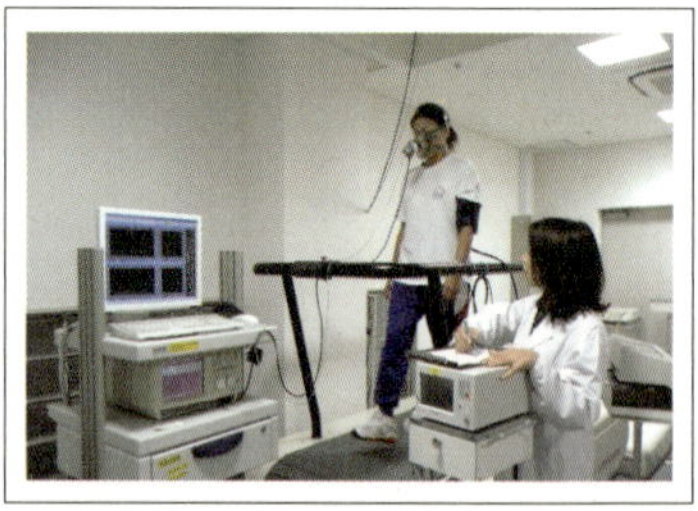

・間接法（健康度測定と体力アップトレーニングプログラムの提供）
自転車エルゴメータを使って運動し、全身持久力（スタミナ）の指標となる最大酸素摂取量の推定値を測定する。これから運動を始めようと思っている人、自分の体力レベルを知りたい人、自分の身体に合ったトレーニング方法を知りたい人、生活習慣病を予防したい人におすすめ。

・直接法（競技力アップトレーニングプログラムと運動療法プログラムの提供）
自転車エルゴメータまたはトレッドミル（ランニングマシン）を使って運動し、全身持久力（スタミナ）の指標となる最大酸素摂取量の実測値を測定。また、最もトレーニング効果の高い運動強度の指標である嫌気（無酸素）性作業閾値（AT）を呼気ガス分析により測定することもできる。医師から運動をすすめられている人、大会や競技会等での成績アップを望んでいる人、競技力アップに向けてトレーニングしている人におすすめ。

### ■Location■

**東京体育館「健康体力相談室」**
東京都渋谷区千駄ヶ谷1-17-1
受付☎03-5474-2116（全日予約制）
利用料金：1,650円
間接法実施日：水曜（17:00～21:00）、
　　　　　　　土曜（13:00～17:00）
直接法実施日：火曜、木曜（ともに17:00～21:00）
http//:www.tef.or.jp/tmg/guide/consul.html

# Scientific training methods

## AT値ほか

### 自分の「ランニング能力」を確認しよう！

ランニングのパフォーマンスを継続的に向上させていくためには、「ランニング能力」を高めることが大切。ここでは、4つの視点（6つの測定）からランナーのランニング能力と特徴を客観的に捉えてくれます。最新の測定器を使って、体格的側面（足型・下肢アライメント、体組織測定）、筋力的側面（脚筋力測定）、動作的側面（ランニングフォーム測定）、持久的側面（全身持久力測定）といった科学的測定をしてくれます。

**■Location■**

**アシックス・ランニングラボ東京**
東京都中央区銀座8-3-4　アシックスストア東京
☎03-3572-8303（ランニングラボ東京専用）　不定休
https://www.asics.co.jp/running/lab/tokyo/　利用料金：21,000円

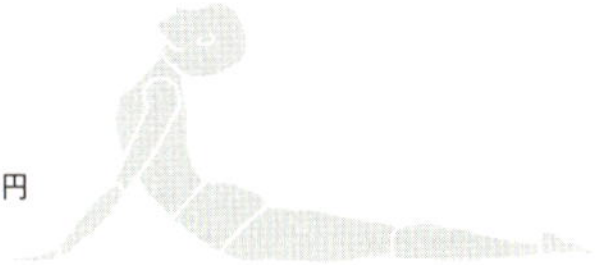

**1．足型・下肢アライメント、体組織測定**

足型測定では、三次元足型計測機「INFOOT」を用いて、足長、足囲のほか、アーチの高さや踵の傾きなど7項目について計測するとともに、性別・年代別での比較も行う。下肢アライメント測定では、O脚やX脚など下肢の骨の配列を調べるほか、関節の可動域（動かせる範囲）も測定。体組織測定では、身体の中の筋肉量と脂肪量を測定し、体脂肪率を算出する。

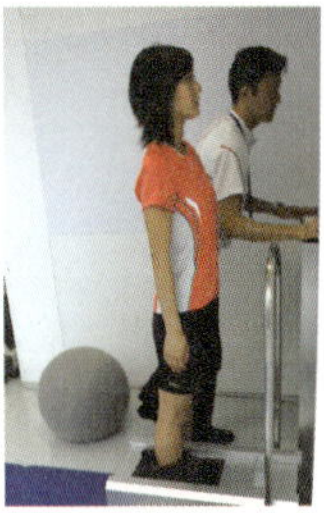

**2．脚筋力測定**

ランニングにおいて、膝を伸ばす力と曲げる力は、着地後の重心の落ち込みを抑え、推進力を生み出す最も重要な筋力。この筋力を動的な状態（脚を動かしている状態）で測定する。等速性筋力測定器を用い、一定の速度で動くレバーに対し、どのくらい大きなプラスアルファの力を加えることができるのかを測定する。

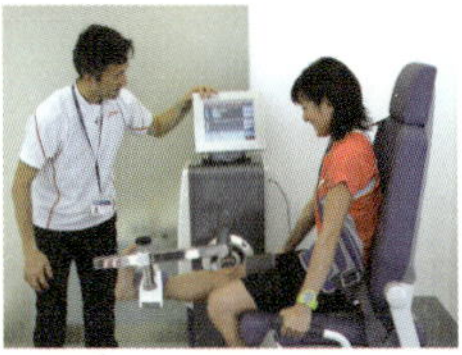

**3．ランニングフォーム測定**

パフォーマンス向上とランニング障害の両方の観点から、着地の様子（足のどの部分から着地しているか）や足のプロネーション（着地後、踵が内側に倒れ込む現象のこと）の度合い、また接地中の膝の揺れや脚の運び・腰の位置などをチェックし、ランニングフォームの改善ポイントをアドバイスする。

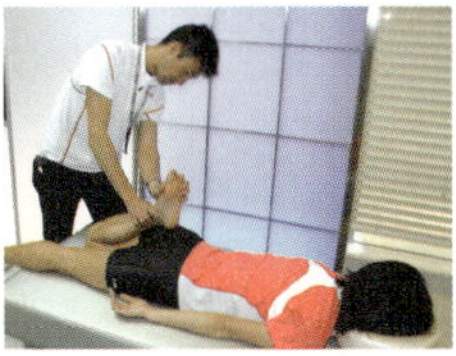

**4．全身持久力測定**

連続的なデータが採取できる呼吸代謝測定を用いて、ランニング能力で最も重要といえる全身持久力を測定する。「AT（Anaerobic Threshold）＝無酸素性作業閾値」と呼ばれる指標で全身持久力が評価でき、ランニング速度でその結果がわかる。さらに、このデータをもとにマラソンタイムの予測も行う。

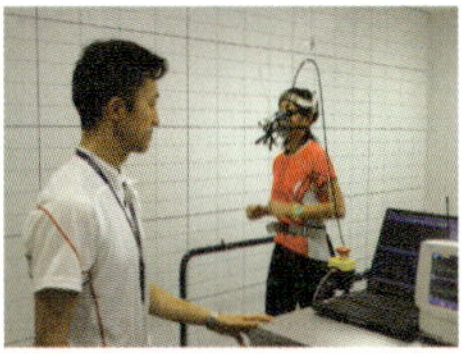

# おすすめトレーニンググッズ

それぞれの種目で自分に合ったグッズを選ぶことが、トレーニングの楽しさや記録の向上にもつながります。初心者は専門店で相談しましょう。

## Running

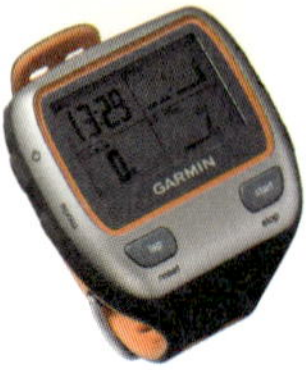


### GPS腕時計
**GARMIN「Forerunner310XT」**

GPSで走行距離&スピード計測ができるほか、心拍・カロリー・トレーニングメニューなどの設定も可能。$349.99。

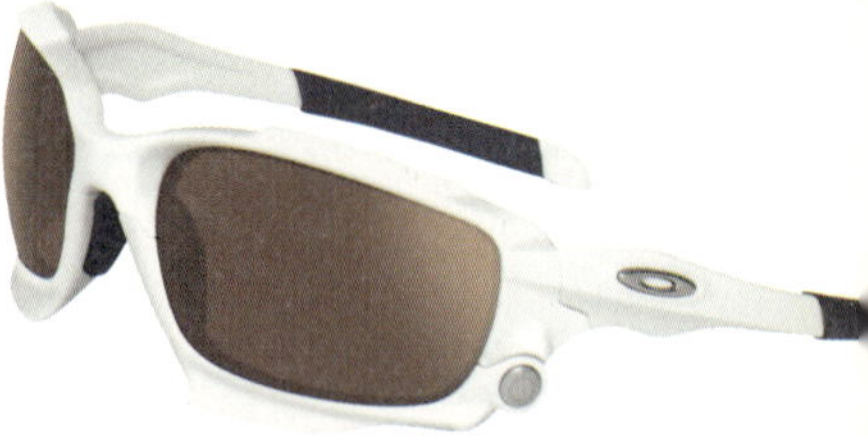

### シューズ
**NEWTON**

着地時のエネルギーを推進力に還元して走る「足が速くなるランニングシューズ」。上:DISTANCE(長距離レース用)、下:GRAVITAS(トレーニング〜レース用)。ともに21,000円。
㊂スタイルバイク
☎075-255-1157

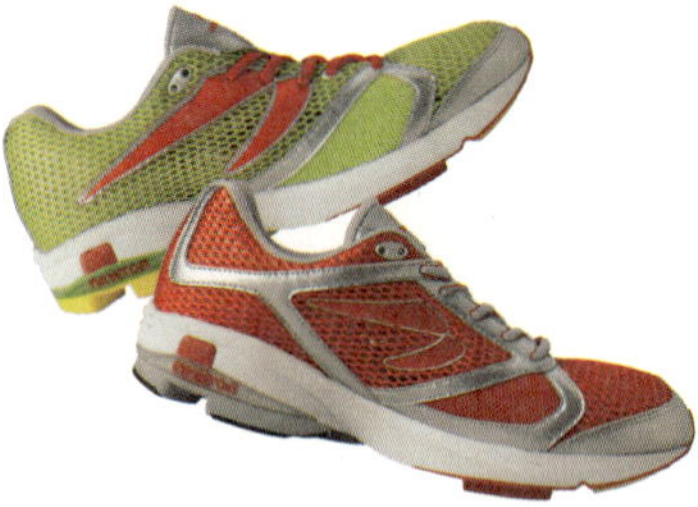

### サングラス
**OAKLEY「JAWBONE」04-204**

あらゆる天候に素早く対応でき、汗でレンズが曇ったりしにくい。レンズ交換も簡単。36,750円。
㊂オークリージャパン
📞0120-009-146

## Swimming

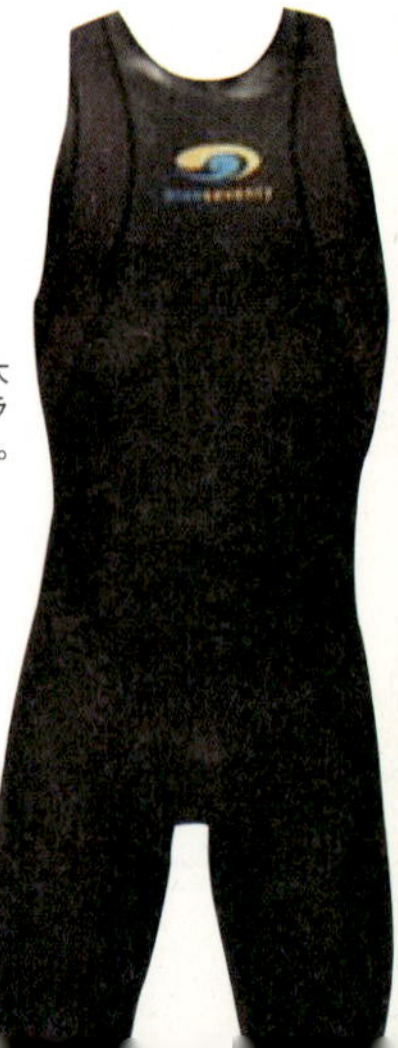

### スイムスーツ
**blueseventy「pointzero3」**

ウェットスーツ着用が不許可の大会用に開発された、世界初トライアスロン用スイムスーツ。29,190円。
㊂アレッセ コーポレーション
☎045-306-8011

## Others

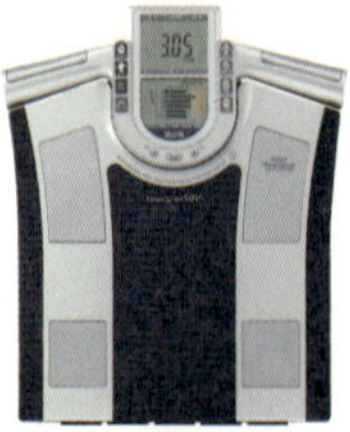

### 体組成計
**タニタ「左右部位別インナースキャン 50V BC-621」**

体重、基礎代謝量などのほか、左右の部位別に脂肪率と筋肉量を表示。オープン価格。
㊂タニタ
☎03-3967-9655

# Training Goods

## Bikes

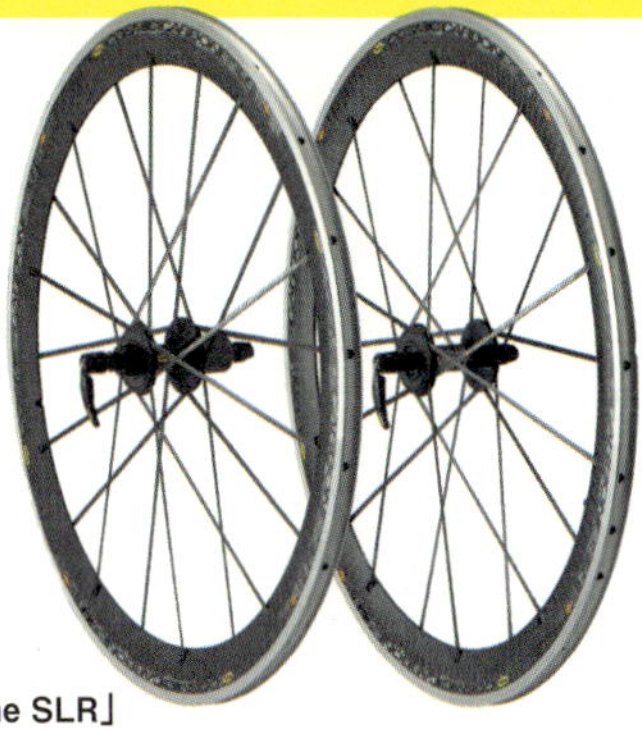

### サイクルコンピューター
**POLAR「CS600X CYCLING COMPUTER」**

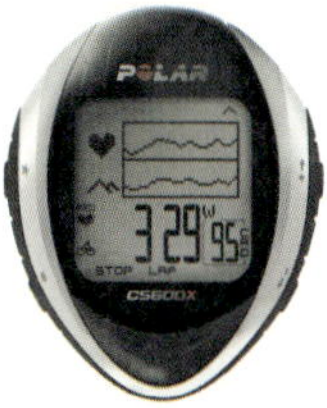


スピード、距離、ペダル回転数、傾斜度
などが計測できるほか、オプションのGPSセンサーを使えば、走行ルートをGoogleEarth上に表示することも可能。54,600円。
(問)ポラール・エレクトロ・ジャパン
☎0570-01-0111

### ホイール
**MAVIC「Cosmic Carbone SLR」**

ロードレーサーからトライアスロンまで、幅広いライダーに使いやすいホイール。写真は2009年モデル。220,500円(ペア)。
(問)マヴィック
http://japan.mavic.com/home.aspx

### トレーナー
**MINOURA「GYRO V270-2」**

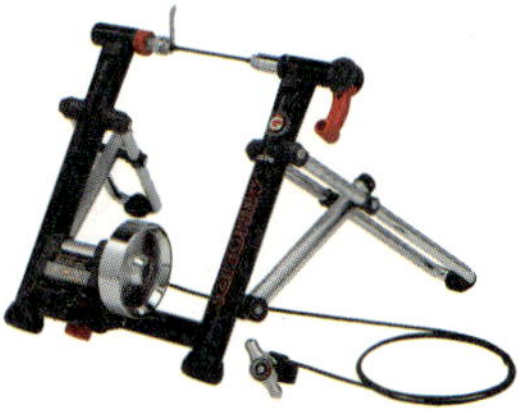

室内練習やレースのウォーミングアップの際に活用する。写真はタイヤドライブ式で、後輪のタイヤをローラーに接触させて抵抗を得る。38,850円。
(問)ミノウラ
☎0584-27-3131

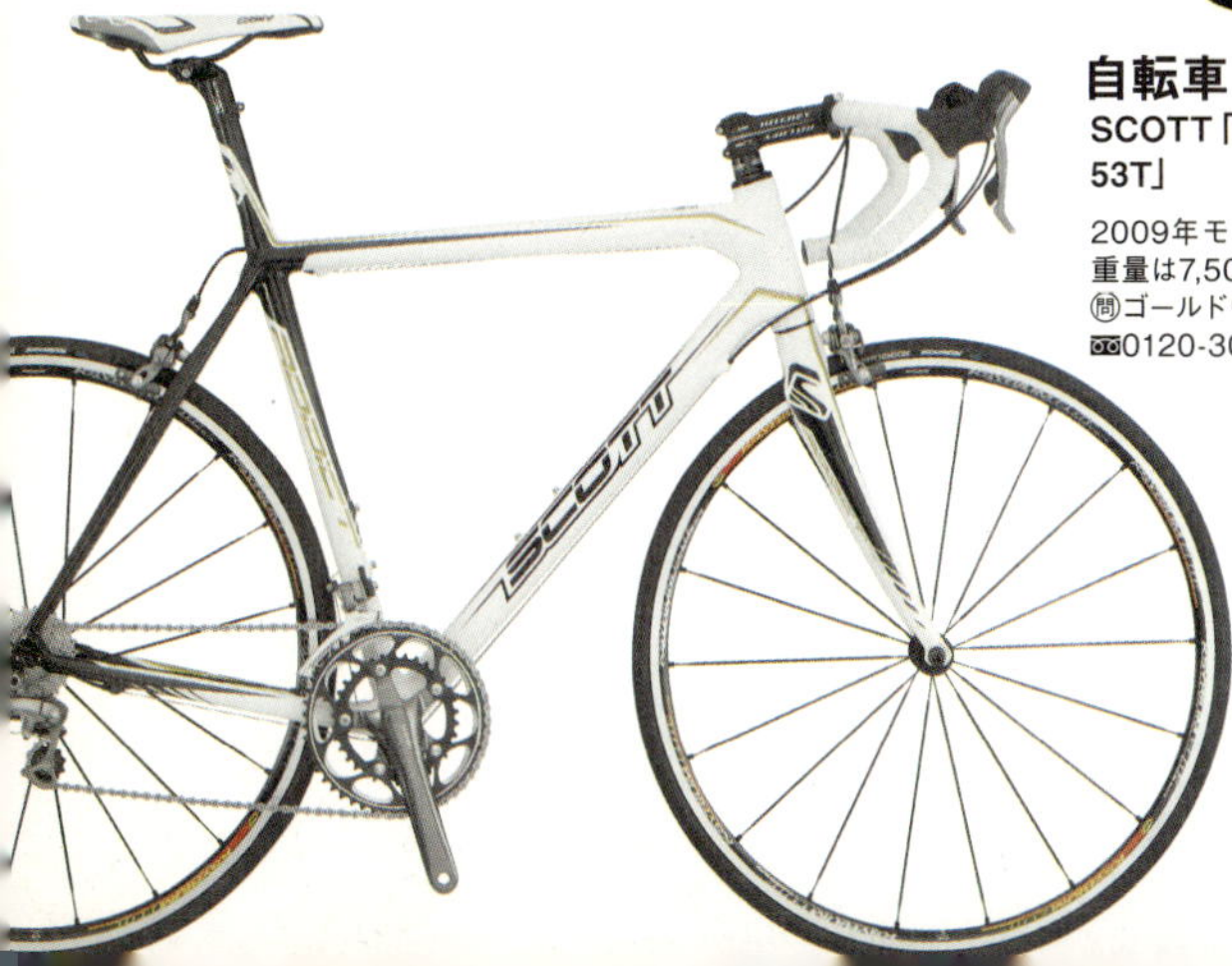


### 自転車
**SCOTT「ADDICT R3 39X 53T」**

2009年モデル。サイズは7種類、重量は7,500g。504,000円。
(問)ゴールドウイン
☎0120-307-560

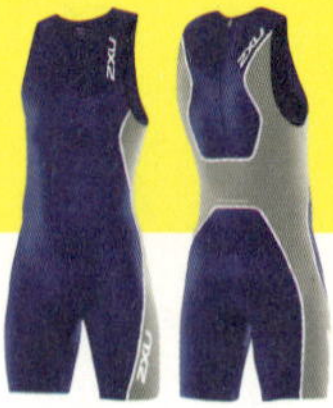

## Triathlon

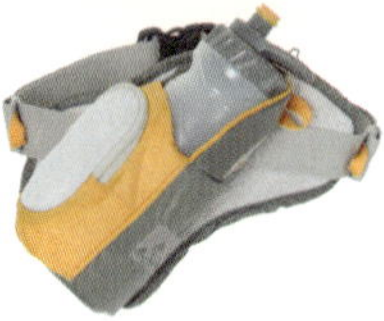

### Nathan
「Elite 1」

トレーニング時には欠かせません。ベルトで腰に装着して水分補給時に使用する。650mlのボトル付き。5,460円。
㊞RUNX
☎03-5829-6050

### ウエア
2XU「Elite Tri Suits」

スイム〜バイク〜ランのいずれの状況下でも動きやすいように開発されたスーツ。25,200円。
㊞スタイルバイク
☎075-255-1157

### UPクリーム
SPORTSBALM「イエロー1 アクティブ・スタート・オイル」

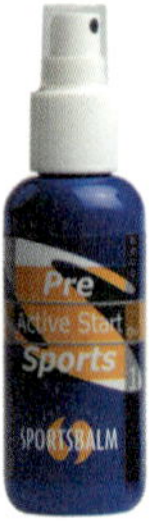

スポーツのためのケア用オイル。運動前に塗ることでカラダを温め、外気温から守る。トレーニングの状況や目的に応じた5シリーズ全16種類。1,800円。
㊞ダイナソア
☎0742-64-3555

### トランジションバッグ
THE NORTH FACE
「Tholu」

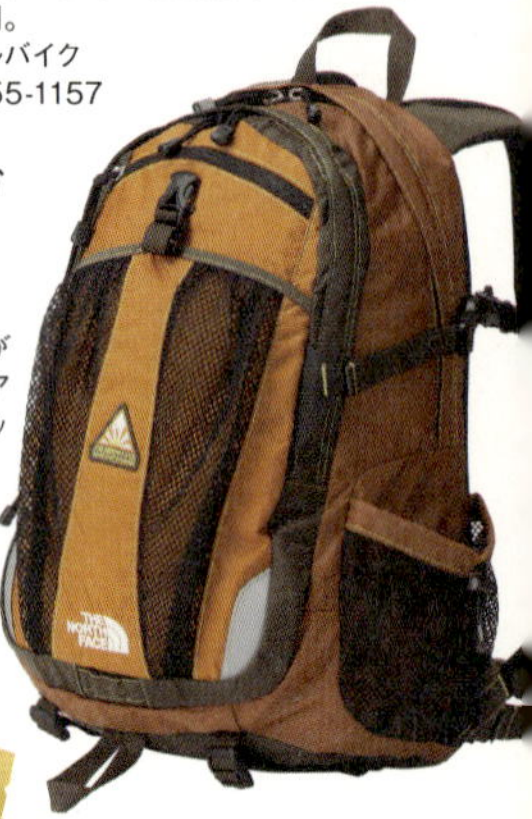

ドリンクホルダーほかポケットが多く、フロントには濡れたウエアや汚れたシューズを入れるメッシュもある。12,600円。
㊞ゴールドウイン
📞0120-307-560

## Supplements

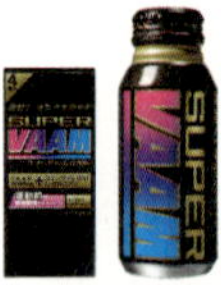

### スーパーヴァーム
大会前には必ず飲んでいます。バイクのボトルにも溶かし入れています。左：パウダー10.5g×4袋入、980円、右：200ml、310円。
㊞明治乳業
☎0120-262-369

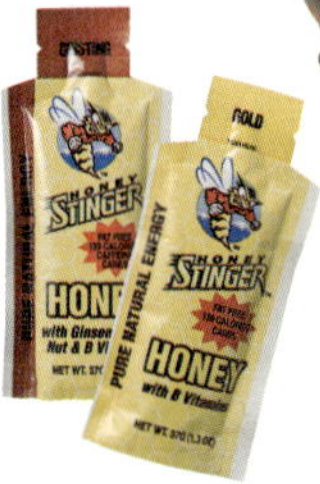

### HONEY STINGER
蜂蜜味の栄養補給ジェル。ナチュラルな味で、レース中やトレーニング中でも快適。日本未発売なので、ハワイで箱買いしています。
右：Gold、左：Ginsting
各$1.25

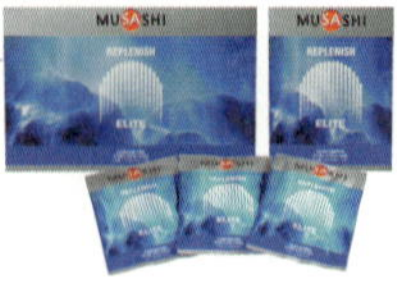

### MUSASHI Replenish
長距離のレースやトレーニングのあとに愛飲しています。運動中のパフォーマンス維持や運動後の回復に適したリカバリードリンク。10袋入、2,310円ほか。
㊞インフィニティ
📞0120-634-844

### MUSASHI Ni
トレーニング後に疲れを残さないように飲んでいます。スポーツ後のカラダのリカバリーに適した分岐鎖アミノ酸でできたサプリ。66g 4,095円ほか。
㊞インフィニティ
📞0120-634-844

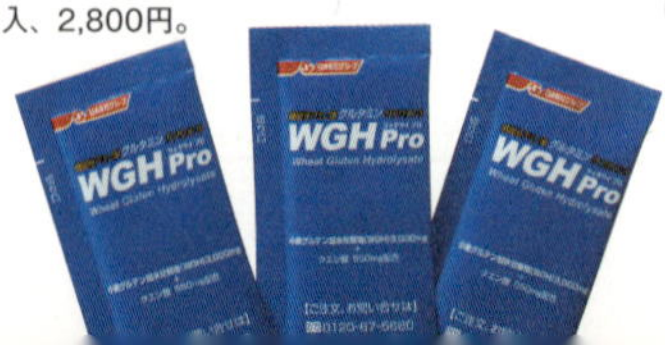

### WGH Pro
ランニングの前に飲んでいます。機能性アミノ酸「グルタミン」とクエン酸を配合した本格スポーツサプリ。4.5g×15包入、2,800円。
㊞日清ファルマ
☎0120-67-5680

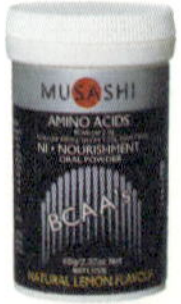

# おすすめ競技会 Recommended competition

しっかりトレーニングをしてから競技会に臨むのも
いいけれど、まず先に参加申し込みをして、
それを目標にがんばるのもひとつの方法です。

## For Beginners

初心者向け

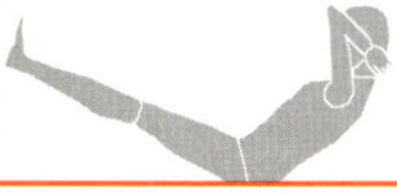

### 国営昭和記念公園トライアスロン大会

東京都国営昭和記念公園特設会場（レインボープールおよび公園全域）で7月に開催。スイム0.75km＋バイク20km＋ラン5km。中学生以上、参加費8,000円～。アクアスロン（スイム0.75km＋ラン5km）も同時開催。

㊤☎03-5456-8504
http://www.mspo.jp

### 幕張チャレンジトライアスロン大会

幕張新都心トライアスロン特設会場で6月に開催。スイム0.75km＋バイク20km＋ラン5km。高校生以上、参加費9,800円～。

㊤☎043-287-7717
makuhari@keiyo-isc.org

### ジャパンマスターズ

東京辰巳国際水泳場ほか、全国で開催。短水路（25m）と長水路（50m）があり、エントリー料は個人1種目につき1,500円～。

㊤㈳日本マスターズ水泳協会
☎03-3811-5211
http://www.masters-swim.or.jp/

### JAL ホノルルマラソン

「全米4大マラソン大会」のひとつ。アラモアナ公園をスタートし、カピオラニ公園をゴールとする42.195kmのフルマラソン。12月第2日曜に開催。

㊤☎03-3545-1102
http://www.honolulumarathon.jp/

### ゴールドコーストマラソン

オーストラリアの美しい海岸線に沿った高低差の少ない「ゴールドコーストハイウェイ（一般道）」を南北に走る。7月開催。ハーフマラソン（満15才以上、参加費10,000円）ほか、フルマラソン、10kmランなどがある。

㊤ゴールドコーストマラソン日本事務局
info@gcm.jp

### ホノルルトライアスロン大会

ハワイのホノルルで、青い海を泳ぎ、青い空の下で漕ぎ、走る大会で、5月に開催。オリンピックディスタンス（スイム1.5km＋バイク40km＋ラン10km）ほか、半分の距離のスプリントなど多種目がそろっている。参加費13,000円～。

㊤アスロニア
☎03-6277-5131
http://honolulutriathlon.jp

### LAVAMAN トライアスロン

ハワイ島の2か所のエリアで、時期を変えて開催されるトライアスロン大会。春はワイコロア・ビーチ・リゾートで、秋はケアウホウ湾で、それぞれ1.5kmのスイムからスタートする。参加者たちは、ハイウェイ～ビーチ～ゴルフコースといったハワイならではの美しい自然の中を駆け抜ける。

### エクステラ・ジャパン

群馬県利根郡片品村の丸沼周辺、日光白根山周辺の特設コースで8月に開催。スイム1.2km＋マウンテンバイク25km＋トレイルラン10kmのほか、短い距離や単一種目などもある。

㊤アスロニア
☎03-6277-5131
http://www.xterrajapan.net/

## 本田直之（ほんだ・なおゆき）

レバレッジコンサルティング株式会社代表取締役社長兼CEO。シティバンクなどの外資系企業を経て、バックスグループの経営に参画し、常務取締役としてJASDAQへの上場に導く。現在は、日米のベンチャー企業への投資事業を行うと同時に、少ない労力で多くの成果を上げるためのレバレッジマネジメントのアドバイスを行う。日本ファイナンシャルアカデミー取締役、コーポレート・アドバイザーズ取締役、米国Global Vision Technology社取締役、アスロニア取締役、アロハテーブル取締役、メディカル&スタイル顧問を兼務。東京、ハワイに拠点を構え、年の半分をハワイで生活するデュアルライフをおくっている。国内外のトライアスロンやマラソン大会に果敢に挑戦しつつ、日々のトレーニングでカラダマネジメントを実践している。経営者を中心としたトライアスロンチーム「Team Alapa」も主宰。また、走ることを通じて寄付を呼びかけるプロジェクト「Run for Charity」で、2010年12月5日に「アイアンマン西オーストラリア」にチャレンジする。http://run.justgiving.jp/ 著書は累計150万部を超え、『レバレッジ・マネジメント』（東洋経済新報社）、『人を動かすアフォリズム90』（小学館）ほか多数。

サンダーバード国際経営大学院経営学修士（MBA）
明治大学商学部産業経営学科卒
㈳日本ソムリエ協会認定ワインアドバイザー
世界遺産アカデミー正会員

http://www.leverageconsulting.jp
info@leverageconsulting.jp

## カラダマネジメント術！ ビジネス力をアップさせる新・54の方法

2010年4月8日　第1刷発行

著　者――――――本田直之
発行者――――――石﨑　孟
発行所――――――株式会社マガジンハウス
〒104-8003　東京都中央区銀座3-13-10
受注センター　☎049-275-1811
書籍編集部　☎03-3545-7030

監修・アドバイス―――湯本優（http://www.medicalstyle.jp/）
編集協力――――――井上健二
写真――――――平野茂、小川朋央
装丁／本文デザイン――渡邊民人／新沼寛子（TYPEFACE）
イラスト――――――須山奈津希
MAP作成――――――ジャパンマテリアル
印刷・製本――――――大日本印刷株式会社


ISBN 978-4-8387-2089-7　C0034
乱丁本、落丁本は小社出版営業部宛にお送りください。送料小社負担にてお取り替えいたします。
定価はカバーと帯に表示してあります。

マガジンハウスのホームページ　http://magazineworld.jp/